Giovanni Maio (Hg.)

Von Angesicht zu Angesicht

Zur Bedeutung der persönlichen Begegnung in der Medizin

HERDER

FREIBURG · BASEL · WIEN

MIX
Papier aus verantwortungsvollen Quellen
FSC
www.fsc.org
FSC® C083411

www.herder.de

Umschlaggestaltung: Christian Langohr, Freiburg
Umschlagmotiv: Stephan Balkenhol, Mumienporträt, 2009, Wawaholz, farbig gefasst, Galerie Thaddäus Ropac, Salzburg, © VG Bild-Kunst, Bonn 2019

Satz: Barbara Herrmann, Freiburg
Herstellung: CPI books GmbH, Leck

Printed in Germany

ISBN 978-3-451-38575-9

Inhalt

Einführende Gedanken zur Bedeutung des direkten Kontaktes in einer Ära der Digitalisierung

Giovanni Maio

Gegenwärtig wird so getan, als könne man über Digitalisierung alles verbessern. Geradezu als Lösung aller Probleme wird die Digitalisierung allerorten beschrieben. Sicher kann man einiges über die Digitalisierung verbessern und erleichtern, aber die Digitalisierung kann erstens nicht alle Probleme lösen, und zweitens schafft eine unreflektierte Anwendung der Digitalisierung neue Probleme. Bei der Digitalisierung kann es nicht um die Frage gehen, ob man dafür oder dagegen ist. Es geht vielmehr um eine Reflexion darauf, was Digitalisierung leisten kann und was nicht.

Wenn wir zum Beispiel technisch vermittelt kommunizieren, dann kommunizieren wir nicht nur anders, sondern wir kommunizieren unweigerlich über anderes. Denn die Informationen, die wir technisch vermittelt verschicken, werden durch die technische Anordnung unweigerlich einer Selektion und Verformung unterzogen. Die Digitalisierung der Kommunikation verändert Informationen; sie richtet Informationen zu, indem sie unweigerlich einhergeht mit einer Entkontextualisierung von Informationen, sie geht überdies einher mit einer Entsinnlichung von Informationen, gekoppelt an eine Enträumlichung und Entzeitlichung von Informationen. All dies führt letzten Endes zu einer Entkörperlichung von Informationen. Und genau diesen Trend, sich allein auf dekontextualisierte Daten zu verlassen und zu glauben, dass in diesen Daten schon alles steckt, was man braucht, gilt es kritisch zu hinterfragen, indem man neu sich ins Bewusstsein ruft, dass der Körper selbst kommuniziert und dass wir bei der körperlichen Untersuchung, bei der Inaugenscheinnahme und vor allem beim direkten Gespräch mehr wahrnehmen, als ein Bild sagen kann. Wir nehmen nämlich ganzheitlich wahr, mit allen Sinnen, und machen uns einen Gesamteindruck, indem wir verschiedene Eindrücke zusammenführen. Das kann das Bild schlichtweg nicht. Das Bild ist vielleicht genauer, präziser, aber es bleibt immer etwas Ausschnitthaftes, weil nur ein Mensch sich einen solchen Gesamteindruck machen kann, wie es selbst ein Ganzkörperscan nicht könnte.

Die Frage lautet also, wo muss man einen Patienten persönlich sprechen, ihn persönlich untersuchen, um sich einen Gesamteindruck zu verschaffen, und wo reicht es, ein Bild, eine Information zu haben, von der man weiß, dass sie nur einen Ausschnitt darstellt, dieser aber möglicherweise ausreichen kann, um weiterzuarbeiten. Es geht also um Differenzierung und nicht um Pauschalkritik.

Die größte Gefahr besteht darin, dass man irgendwann glauben könnte, das persönliche Untersuchen, das sei gestern gewesen, aber heute, in der modernen Zeit bräuchte man das nicht mehr. Das wäre ein eindeutiger Rückschritt. Die persönliche Untersuchung, gekoppelt an das persönliche Gespräch, wird immer der Königsweg bleiben. Die gegenwärtigen Heilsversprechen, mit denen der Digitalisierungsdiskurs unterlegt ist, beruhen vor dem Hintergrund dieser Einsicht auf einem problematischen Reduktionismus, der zu Lasten der Patienten geht. Es ist wichtig, sich der unvermeidbaren Unvollständigkeit der digitalisierten Daten bewusst zu bleiben und im Blick zu behalten, dass es immer eine Diskrepanz geben wird zwischen den realen Gegebenheiten und ihrer Beschreibbarkeit durch Daten.

Die Digitalisierung verstellt somit den Blick auf die Komplexität der ärztlichen Arbeitspraxis, denn durch die Glorifizierung der Digitalisierung wird die Besonderheit ärztlichen Handelns systematisch ignoriert und de-qualifiziert. Es wird schlichtweg übersehen, dass die ärztliche Professionalität nicht darin besteht, den richtigen Algorithmus zu bedienen, sondern die Komplexität eines krankheitsbedingten Problems durch die Zusammenführung verschiedener Wissensformen so zu bewältigen, dass am Ende ein empirisch abgestützter und zugleich erfahrungsgesättigter Rat stehen kann. Dieser Rat wird am Ende nur dann ein hilfreicher sein, wenn er Resultat einer ärztlichen Professionalität sein wird, die unweigerlich mit Reflektiertheit und Ganzheitlichkeit zu tun hat und nicht ersetzt werden kann durch eine Herrschaft der Algorithmen, weil Algorithmen etwas nicht können, was allein ein Arzt mit Vernunft und Verstand kann: den kranken Menschen in seiner spezifischen Situation zu verstehen.

Blicke – mehr als tausend Worte

Käte Meyer-Drawe

„Das Antlitz ist gegenwärtig in seiner Weigerung, enthalten zu sein." Lévinas, E. (1987), 277

1. Verständigung von Angesicht zu Angesicht

Menschen haben Hinterköpfe, aber keine Vorderköpfe. Sie haben ein Gesicht, mit dem sie anderen ausgesetzt sind, ohne dass sie es selbst unmittelbar gesehen hätten. Mit dieser Versagung sind soziale Möglichkeiten gegeben, die im Blickwechsel gleichsam einen Höhepunkt finden. Dieser soll deshalb im Folgenden als eine Form des direkten Kontakts und vorsprachlicher Verständigung zwischen Menschen im Mittelpunkt stehen. Blicke sind als solche bedeutungshaltig und sagen oft mehr als tausend Worte. Sie zählen zu den Mitteilungsformen, für welche die leibliche Anwesenheit unerlässlich ist. Es gibt keine Stellvertretung für sie. Sie gehen auch nicht in dem auf, was über sie gesagt werden kann. Blicke lassen sich nicht simulieren, jedenfalls so lange nicht, wie wir unter ihnen nicht lediglich ein physikalisches Ereignis verstehen. Selbstverständliches Element unserer Begegnungen ist der Blickwechsel allerdings längst nicht mehr. Darauf wird zurückzukommen sein.

Die Verständigung von Angesicht zu Angesicht bestimmt vor allem die Interaktion von Mutter und Säugling. Man spricht hier sehr anschaulich vom Madonnaphänomen. Säuglinge lassen ihre Bezugspersonen nicht aus den Augen. Experimente, die unter dem Stichwort „Still-face"[1] eine fragwür-

[1] Der Bostoner Psychologe Edward Tronick führte das „Still Face Experiment" 1975 als erster durch.

dige Berühmtheit erlangten, konnten darstellen, welche Qual ein unbewegtes Muttergesicht ohne jede Resonanz auf den Säugling in der face-to-face-Situation bedeutet.[2] Zunächst versucht das Kleinkind, durch intensives Grimassieren und Gestikulieren Resonanzen der Mutter hervorzurufen. Die Erfolglosigkeit seiner Bemühungen endet in verzweifeltem Weinen, was wiederum in den meisten Fällen die Regungslosigkeit des mütterlichen Gesichts unmöglich macht. Für die emotionale Entwicklung von Säuglingen ist die Resonanz im Angesicht des anderen kaum zu überschätzen.[3] Es bedarf keiner besonderen Anstrengung, sich vorzustellen, welche Folgen daraus resultieren, dass viele junge Mütter heute ihren ans Smartphone gefesselten Blick noch nicht einmal ihren Kindern zuliebe aussetzen.

Im späteren Erwachsenenleben wird die Face-to-face-Begegnung geradezu zu einem „utopisch seltenen Ereignis der Kommunikation".[4] Der andere taucht eher von der Seite in unserem Blickfeld auf. Sein Blick geht mich dann etwas an, wenn er „von dorther kommt, wo etwas uns beunruhigt und uns hinterrücks im Eigenen heimsucht".[5] Nur in extremen Situationen blicken wir einander direkt in die Augen und werden in einen Sog von Intimität gezogen. Der menschliche Blick verdichtet sich dann zu einem zwischenleiblichen Ereignis, das sowohl Begehren als auch Hass bedeuten kann. Mit Gleichgültigkeit erträgt man den Blick eines anderen wohl kaum. Man spürt ihn sogar im Rücken. Der menschliche Blick stiftet einen heiklen Bezug. Seine Erwiderung herrscht

---

2 Vgl. Weigel, S. (2017).

3 An dieser Stelle behalten René A. Spitz' Untersuchungen zum Hospitalismussyndrom ihre ungeschmälerte Aktualität. Vgl. Spitz, R. A. (1985), 279 ff.

4 Vgl. Macho, Th. (1999), 124. Dass sich der Eindruck hält, dies sei der Prototyp der persönlichen Begegnung, stammt wohl daher, dass wir auf Plakaten und in den Medien dem Gesicht zumeist frontal begegnen. Zu dieser Illusion trägt aber auch die überwältigende Erfahrung des face-à-face bei.

5 Waldenfels, B. (2010), 102. Vgl. auch Merleau-Ponty, M. (1993), 149.

über das Folgende. Das unterscheidet ihn vom bloßen Sehen. Der Blick des Arztes oder der Ärztin ruht auf dem expressiven Gesicht der Patienten und Patientinnen, die in ihrem Blick wiederum auf ihn antworten, indem sie ihn aufnehmen, ihn erwidern oder ihm ausweichen. Beide sind in eine Situation eingebettet, die an der Bedeutungsstiftung teilhat. Man spricht treffend von einem „szenischen Verstehen".[6]

Fraglich ist, ob die sogenannte Telemedizin dieser Dynamik gerecht werden kann. Der Deutsche Ärztetag hat am 10. Mai 2018 mit großer Mehrheit für die Lockerung des Fernbehandlungsverbots gestimmt. Die neue Regelung in der Musterberufsordnung der Ärzte sieht vor, dass Ärzte und Ärztinnen mit einigen Ausnahmen wie etwa der Krankschreibung „im Einzelfall" auch ihnen unbekannte Patienten über Kommunikationsmedien beraten und behandeln dürfen.[7] Man darf darüber spekulieren, dass bei entsprechenden Standardisierungsmöglichkeiten in Zukunft immer häufiger ein Algorithmus als Gesprächspartner oder -partnerin fungieren wird.[8]

---

[6] Vgl. im Anschluss an Alfred Lorenzer: Hogrebe, W. (2009), 53 ff. und Hogrebe, W. (2018), 39 ff.

[7] Höhl, R. (10.05.2018).

[8] Das *interface* herrscht über das *face*. Auf den ersten Blick scheint diese Entwicklung so zu verlaufen, dass sie als Fortsetzung der Demütigungsnarration von Freud erzählt werden kann. Vgl. Meyer-Drawe, K. (2007), 20 ff. Diese beginnt mit der kopernikanischen Kränkung, welche den Menschen aus dem Zentrum des Kosmos verstieß. Es folgt die Darwin'sche, die ihn von der Spitze der Schöpfung vertrieb, sowie die Freud'sche, die das metaphysische Privileg des Bewusstseins zersetzte. Sie erreicht ihren vorläufigen Höhepunkt in der kybernetischen Erniedrigung, die darin besteht, dass sie den Menschen als Maschine unter Maschinen bestimmt. Man sollte jedoch nicht geringschätzen, dass sich im Schatten dieses Dramas Protestbewegungen entfalteten, die ebenfalls Wege unserer heutigen Selbstdeutungen bahnten. Die kosmische Dezentrierung hatte etwa die Zentrierung auf ein selbstgefälliges Subjekt zur Folge. Dieser metaphysische Stolz wurde zwar durch Darwin gekränkt, führte jedoch gleichzeitig zur Abgrenzung gegenüber anderen Naturwesen und damit zur Konzentration auf das menschliche Gehirn. Selbst die psychoanalytische Demütigung kann in fortschrittliche Selbstformationen integriert werden, wenn man etwa die behavioristischen Anstrengungen in Erinnerung ruft, die

In den sechziger Jahren des vorigen Jahrhunderts demonstrierte Joseph Weizenbaum, dass einem Computerprogramm die oberflächliche Simulation eines Psychotherapeuten gelingen kann, der die non-direktive Methode der klientenzentrierten Psychotherapie nach Carl Rogers parodierte. Zu seinem eigenen Erstaunen wurde dieses Programm tatsächlich als Therapieangebot ernst genommen. Die Illusion, einen verständnisvollen Gesprächspartner gefunden zu haben, überwog die Informationen, dass es sich lediglich um ein Computerprogramm handele.[9] Heute findet man im Internet zahlreiche Einladungen zur Internet-Psychotherapie. Zwar wird immer wieder betont, dass nur reale Begegnungen wirkungsvolle Veränderungen hervorrufen könnten, aber der Mangel an Therapieplätzen sichert online-Angeboten eine eindrucksvolle Attraktivität. Die Standardisierung ist dabei nicht auf Sensibilität, sondern auf Wiederholungen angewiesen. Unkalkulierbare Abweichungen, die volle Aufmerksamkeit verlangen, sind eher hinderlich. Man muss mit Antworten „aus der Konserve“[10] vorliebnehmen. „Sensibel ist [aber], wer für Wahrnehmungsausnahmen empfänglich ist.“[11]

Der Blick ist weder nur aktiv noch nur passiv. Dem Prinzip alles-oder-nichts, das sich in der Digitalisierung durchsetzt, stellt sich das Mediale entgegen, das an das Unverfügbare im Tun erinnert und gerade keine bloße Passivität meint. Blicke gestalten unsere Erfahrungswelt mit. Dass sie das (noch) tun, gründet darin, dass man das Gefühl hat, auf Blicke antworten zu müssen, oder mit Walter Benjamin gesprochen: „Dem Blick wohnt […] die Erwartung inne, von

Dunkelheiten der Seele zu vermeiden. Kybernetische Fantasien inspirieren schließlich Träume der Selbstüberschreitung von Menschen hin zu der Unverwüstlichkeit transhumaner Systeme.

[9] Vgl. Weizenbaum, J. (1978), 250 ff.

[10] Vgl. Zerweck, J. (2018), 48.

[11] Hogrebe, W. (2018), 87.

dem erwidert zu werden, dem er sich schenkt.“[12] Nichts garantiert uns allerdings, dass dies immer so bleiben muss. In steigendem Maße wenden wir uns vom Gesicht, dem *face*, ab und dem Bildschirm, dem *interface,* zu.[13] Die Intensivstation etwa gewöhnt die Pflegenden an die Aussagekraft von Diagrammen. Das fiebrige Gesicht bleibt dagegen stumm.[14] So versetzte beispielsweise der Blick eines Intensivstation-Patienten ihn selbst in Panik, „weil er auf einem Monitor die Nulllinie sah und dachte, dass es sich dabei um die Anzeige für sein Herz und seinen Kreislauf handelte. Er hatte sich jedoch geirrt und gleichsam die Wahrnehmung seines eigenen körperlichen Erlebens auf einen Apparat verlagert.“[15] Wenn uns darüber hinaus Blicken zu aufwendig, zu riskant und zu unberechenbar wird, dann kann es sein, dass wir zu Kommunikationsformen zurückkehren, in denen Gesichter keine Rolle spielten wie bei nomadisierenden Völkern in der jüngeren Altsteinzeit.[16]

Folgende Gedankenschritte werden unternommen: Nach diesen einleitenden Bemerkungen wird zweitens einiges zum Untersuchungsstil anzumerken sein. Drittens wird der Unterschied von Sehen und Blicken markiert. Viertens steht das menschliche Gesicht im Mittelpunkt, um schließlich fünftens genauer auf den Blick einzugehen.

---

12 Benjamin, W. (1980), 646.

13 Vgl. Macho, Th. (1999), 124.

14 Vgl. Lindemann, G. (2002), 236 ff.

15 Friedrich, H. (2010), 129.

16 Heute ist es kaum noch vorstellbar, dass menschliche Gesichter einmal kaum eine Rolle gespielt haben. Die Venus von Willendorf, die zu Beginn des 20. Jahrhunderts in der Wachau gefunden wurde und heute im Naturhistorischen Museum Wiens zu bewundern ist, stellt nur ein Zeugnis für diesen Befund dar. Diese nur 11 cm hohe Skulptur ist eine archäologische Berühmtheit, über deren Bedeutung viel diskutiert wurde und wird. Für unseren Zusammenhang ist bemerkenswert, dass diese Venus kein Gesicht hat. Der üppige Leib und die prächtigen Haare stehen im Vordergrund. Vgl. Meyer-Drawe, K. (2012), 28.

2. Anmerkungen zum Untersuchungsstil

Der vorherrschende Stil der nachstehenden Überlegungen verdankt sich den phänomenologischen Forschungen, wie sie sich im 20. Jahrhundert ausgehend von Edmund Husserl entfaltet haben. Sie fragen danach, wie uns „etwas als etwas" in unserer Erfahrung, im Denken, Wahrnehmen, Handeln und Imaginieren, aber auch im Wünschen und Sehnen gegeben ist. Das, was uns gegenwärtig ist, erscheint uns stets in bestimmter Hinsicht. Anders formuliert: Das erste „etwas" ist uns nur im Sinne des zweiten „etwas" gegeben. Durch diese Relation wollte Husserl verhindern, dass wir Erkenntnis erfolglos am Ideenhimmel und ebenso vergeblich in der Fülle bloßer Daten suchen. Im Verlaufe der Ausarbeitung der Phänomenologie kommt deshalb dem Begriff der Erfahrung ein immer größeres Gewicht zu. Erfahrung besteht nach Bernhard Waldenfels darin, „daß *etwas als etwas* auftritt und somit bedeutsam wird und daß *etwas in etwas* erstrebt und somit begehrenswert wird".[17] Dass etwas *etwas* bedeutet, meint also gleichzeitig, dass etwas *mir* etwas bedeutet. Bei meinen Erfahrungen muss ich stets dabei sein. Niemand kann sie an meiner statt machen. Aber man kann Erfahrungen austauschen und mitteilen. Ihre Besonderheit in Bezug auf mich fungiert im Rahmen einer Allgemeinheit, die auch anderen zugänglich ist. Wären sie nur einzigartig, entzögen sie sich auch mir.

Mit seiner Philosophie der Leiblichkeit zieht Maurice Merleau-Ponty in den Spuren von Husserl Auffassungen in Zweifel, die dem Leib eine Bedeutung nur dank der Reflexion zubilligen wollen. Unser Leib ist nach ihm „jener Bedeutungskern, der sich wie eine allgemeine Funktion verhält, jedoch existiert und der Krankheit zugänglich ist".[18] Philosophien, die dem Bewusstsein das letzte Wort geben, haben nach ihm

[17] Waldenfels, B. (2002), 378.

[18] Merleau-Ponty, M. (1966), 177.

unsere Erfahrungswelt in ein Ideenkleid gehüllt und sie zu einer bloß gedachten umgeformt.[19] Aber in der zwischenmenschlichen Interaktion geschieht weit mehr als der Austausch von Gedanken und Worten.[20] Es gibt Blicke, die sich kreuzen, Stimmen, die aufeinanderprallen, Hände, die gestikulieren. Wir können wimmern, seufzen, strahlen und vieles mehr. Nichts davon ist in die „*digitale* Reinheit einer Sprache ohne Leben zu retten".[21] Die Thematisierung der leiblichen Erfahrung anerkennt eine dritte Dimension, in der sich Natur und Geist durchdringen. Differenzierungen wie die von Körper und Geist entstehen allererst durch den Bruch mit der Lebendigkeit der ursprünglichen Verflochtenheit. In seiner Spätphilosophie ringt Merleau-Ponty unter dem Stichwort „Fleisch" um die Fassung dieses anonymen Bündnisses von Menschen, Mitmenschen und Dingen, dieser vorreflexiven Verknüpfung, die durch das Denken zerstört wird, wenn es ihr zu nahekommt.

3. Sehen und Blicken

Dass Blicke für uns heute noch relevant sind, erkennt man schon daran, dass es verpönt ist, einen anderen unverblümt anzublicken. Wir wissen von der Macht der Blicke, die von einem Moment zum anderen ganze Situationen auf den Kopf stellen können, wie in einem Kommentar einer Frau kenntlich wird: „– ausgerechnet er, der mich immer die zwei Sekunden zu lang anschaut, die zwei Sekunden, in denen ein Blick zum Starren, Aufmerksamkeit zur Belästigung wird."[22] Sollte ein-

[19] Vgl. Merleau-Ponty, M. (2004), 61; 67.

[20] „Der Mensch lebt nicht vom Brote der Vernunft allein, so wenig er dieser gesunden Kost entbehren kann", so drückt es Paul Natorp aus. Zit. nach Lütke-Harmann, M. (2016), 89.

[21] Hogrebe, W. (2018), 67.

[22] Poschenrieder, Ch. (2017), 76.

mal eine Zeit kommen, in der sich die Blicke von Menschen nicht mehr oder nur zufällig kreuzen? Diese Frage suchte mich anlässlich einer Erfahrung heim, die ich in einem Restaurant abends machte. Zwei junge Männer steuerten auf den für sie reservierten Nachbartisch zu, setzten sich und begannen sofort, ohne aufzublicken und ohne den Kellner, der die Bestellung aufnahm, anzublicken und ohne auch nur einen Blick zu wechseln, auf ihren Smartphones mit behänden Fingern zu tippen und zu wischen. Das Essen kam. Beide blickten sich nicht an oder wünschten sich gar einen guten Appetit, sondern fotografierten die gut gefüllten Teller mit ihren Smartphones. Es ist nicht auszuschließen, dass sie sich die Bilder dann wechselseitig zusandten. Dann aßen sie und hefteten ihre Blicke weiterhin auf das Display ihrer Mobilgeräte. Sie sprachen kein Wort miteinander, und soweit ich das beurteilen konnte, kreuzten sich ihre Blicke kein einziges Mal. Ich weiß nicht, ob sich hier eine allgemeine Tendenz abzeichnet. Aber man kann sich kaum vorstellen, dass die beobachtbare Intensität im Umgang mit Telekommunikationen folgenlos bleibt.

Es ist etwas anderes, ein Gesicht zu sehen, als jemandem ins Gesicht zu sehen.[23] Die Augen des anderen zu betrachten, ist verschieden davon, ihm ins Auge zu sehen. Niemand „vermag zu beschreiben, was er gesehen hat, wenn er den Blick eines anderen und sich selbst diesem gestellt hat."[24] Hinzukommt, dass niemand weiß, wie er selbst in der Blickkonfrontation aussieht. Der Blick, der von anderen ausgeht, behält etwas Geheimnisvolles, weil er durch keine Selbstwahrnehmung in Erfahrung zu bringen ist. Während in unserer Tradition das Sehen zum Muster für ein zentrales sinnstiftendes Subjekt wurde, wird im Blicken die Schattenseite dieses Subjekts kenntlich, nämlich sein Ausgeliefertsein. „Die Rede ist vom Blick, der [...] [das Subjekt] trifft und der seine vermeint-

[23] Vgl. Ricken, N. (2017), 173 f.
[24] Blumenberg, H. (2006), 867.

liche Verfügungsmacht über die Objekte in Frage stellt."[25] Menschen, die angeblickt werden, sind zwar am Angeblicktwerden beteiligt, weil es an ihnen vollzogen wird, aber das Blicken selbst entgeht ihrer Initiative. „Nur der Andere kann diesen Akt des Sehens sehen. Somit wird der Blick des Anderen zum Ausdruck einer Macht, die einen intimen Bezug hat zur Frage des Subjekts nach sich selber."[26] Es findet eine gewisse Beschlagnahmung statt, die auch als feindselig empfunden werden kann. Lacan merkt deshalb zu Recht an, dass es, „betrachtet man die Universalität der Funktion des bösen Blicks, überraschend [ist], daß es nirgends auch nur die Spur eines guten Blicks, eines Auges, das Segen bringt, gibt".[27]

Blicke sind möglich, weil wir für einander sichtbar sind. Sie begleiten nicht nur unser Miteinander, sondern sie verleihen ihm auch eine gewisse Spannung. Wir können uns durch sie verschwören. Wir können Bewunderung oder Verachtung ausdrücken und mit einem Pokerface gegen den Verrat der Gefühle ankämpfen. Am Blick des anderen kann ich mitunter sehen, was und wie er sieht. Vor allem aber spiegelt sein Blick meinen Anblick wider, den ich ihm biete. Blicke antworten damit auf etwas, das ich bin, aber nicht habe. Denn ich kann mit mir selbst keine Blicke wechseln, selbst im Spiegel nicht, auch nicht auf Fotografien oder in Videos. Wenn ich angeblickt werde, erlebe ich eine subtile Entfremdung meiner Möglichkeiten. Blicke können uns deshalb verunsichern. Der Blick des anderen durchdringt mich auf eine Weise, die mir selbst versagt ist. Damit ist ein zentrales Problem angesprochen, das den roten Faden der kommenden Ausführungen bildet. Dem Blick des anderen ist etwas gegeben, was mir fehlt, dem Blick, den ich ihm schenke, öffnet sich etwas, das ihm versagt ist, nämlich sein lebendiges Gesicht im gemeinsamen

---

25 Widmer, P. (2005), 141.
26 Widmer, P. (2005), 147.
27 Lacan, J. (1987), 122.

Sprechen und Handeln. Blicke brauchen ein Gesicht. Augen allein blicken nicht. Deshalb soll nun vom menschlichen Gesicht die Rede sein.

4. Vom menschlichen Gesicht

Das menschliche Gesicht ist zentrales Thema der Selbsterforschung. So ist man neuerdings umgeben von Menschen, die sich selbst fotografieren. Es gibt ein Bild von Hillary Clinton im Rahmen ihres Wahlkampfes, auf dem sie auf unzählige Rücken schaut, weil alle damit beschäftigt sind, ein Selfie zu produzieren. Städte, Kulturbauten, Denkmäler und eben auch andere Menschen werden zum Hintergrund eines Selbstporträts, das als Selfie im Netz flaniert. Überhaupt haben neuere Medien unseren Umgang mit dem menschlichen Gesicht verändert. Gesichter begegnen uns nicht nur überall, sie können uns auch viel näher rücken, als wir es aus der konkreten Begegnung kennen können. Das wiederum wirkt sich auf unsere Ansprüche an ein makelloses Gesicht aus und damit auf entsprechende Schönheitsindustrien.

Aber es gibt einen weiteren Reiz an der Beschäftigung mit dem menschlichen Gesicht. Angesichts des Kampfes der populären Hirnforschung um die Deutungshoheit im Bereich der Selbsterforschung des Menschen fallen Phänomene besonders ins Gewicht, die sich gegen Naturalisierungen sperren. Über das menschliche Gesicht und vor allem über seine Indiskretionen lässt sich neurowissenschaftlich wohl kaum hinreichend sprechen, weil hier konstitutive Prozesse ins Spiel kommen, die sich nicht objektivieren lassen. Das Antlitz gleicht der Antwort, die ich mir selbst nicht geben kann.[28] „Es gibt

[28] Auf prägnante Weise bringt Dietmar Kamper diesen Umstand zum Ausdruck, wenn er notiert: „‚Antlitz' meint nicht das Gesicht, das ich mir machen könnte, [...]." Kamper, D. (1998), 68.

keine Wissenschaft vom menschlichen Gesicht“, hält Botho Strauß zu Recht fest. „Auf diesem Feld der untrüglichen Anzeichen“, fährt er fort, „stellt sich jeder Messung im Detail das halluzinierte Ganze eines lebendigen Wesens in den Weg. Trotzdem begegnen wir dem anderen Gesicht, dem externen Geheimnis, mit unermüdlichem Wissens- und Urteilsdrang, versuchen es zuerst auf das Spiel der Stereotypen, auf die hochverdichtete Mischung aus Bruchteilen des Ähnlichen und Allgemeinen hin zu durchschauen, um dann rasch unsere Schlüsse zu ziehen über die Eigenheiten, den ‚Inhalt‘ des Menschen.“[29] Darin mag eine richtige Ahnung stecken, eine Lehre ist hier gleichwohl nicht zu ziehen. Das zeigen die Irrwege der Physiognomiker, die Probleme digitaler Gesichtserkennung, aber auch die verhängnisvollen anthropometrischen Ansichten von Rassisten.

Theorien – welcher Art auch immer – nehmen Erfahrungen in Anspruch, ohne ihnen vollständig gewachsen zu sein. Das menschliche Gesicht ist ein Paradebeispiel dafür. Faszinierend in diesem Zusammenhang ist, dass ich meinem eigenen Gesicht nicht entgegentreten kann. Ich sehe ein Spiegelbild, wobei „mein Ego das Glas bereits in Beschlag genommen hat“.[30] Dass ich meine Augen sehe, ist nicht gleichbedeutend mit dem Satz: „Ich sehe mir in die Augen“.[31] Ebenso kann es als Indiz für eine Besonderheit betrachtet werden, dass ich zwar von deinem, aber nicht von meinem Antlitz sprechen kann. Das Gesicht hält das Gesehene im Gedächtnis. Das Angesicht oder Antlitz betont die konstitutive Rolle des anderen in Prozessen der Subjektivation.

Gesichter beherrschen den öffentlichen Raum, und zwar in einer Größe und Makellosigkeit, dass sie mit den konkret erfahrenen Gesichtern kaum noch etwas gemeinsam haben.

---

[29] Strauß, B. (2004), 51.
[30] Leviant, C. (2001), 399.
[31] Vgl. Waldenfels, B. (2010), 150 f.

Viele dieser nahezu überirdischen Gesichter sind Standgesichter, im Augenblick höchster Vollkommenheit festgehalten und zur Not digital korrigiert.[32] Der lebendige Mund gebiert beim Sprechen gelegentlich ein zweites Kinn. Das wird retuschiert. Der geneigte Kopf wirft Falten in der Beuge. Das wird überarbeitet. Trotz einschlägigen Wissens über die Entstehung von Bildern, die wir längst selbst am Computer modifizieren können, faszinieren diese Gesichter, wecken Begehrlichkeiten. Was bei Bildern gelingt, müsste auch beim Gesicht selbst möglich sein. Die Optimierung folgt dem Vorbild. Das makellose Standgesicht wird zur Normalität und lässt uns vergessen, dass es unser expressives Gesicht ist, auf das die anderen antworten, und dass es das andere Gesicht ist, das uns von Lebensbeginn an spiegelt. Aber auch hier sind Zweifel angebracht, ob die artifizielle Nachstellung des menschlichen Gesichts dem Reichtum des Mienenspiels gerecht werden kann und ob nicht ganze Dimensionen wegfallen, wenn Silikon die Haut und elektronische Systeme das Gesicht ersetzen. Falls sich allerdings unsere Gesichter aufgrund von Enhancementprozeduren immer mehr den Silikonmasken annähern, dann sehen die Dinge anders aus. Bis-

---

[32] Die moderne Gesellschaft westlicher Provenienz wimmelt von menschlichen und anderen Gesichtern. Ein Blick bei Nacht in den Rückspiegel genügt, um die von Scheinwerfern modellierten aggressiven Visagen sich zügig nähernder Autos wahrzunehmen. Es gibt aber auch den Unschuldsblick, der mitunter dadurch unterstrichen wird, dass an den Kulleraugen der Autos künstliche Wimpern befestigt werden.
Wir sind umgeben von zahllosen Gesichtern. Nahaufnahmen von Gesichtern, wie sie sonst überhaupt nicht wahrzunehmen sind, beförderten schon in Stummfilmen die Kultur des Schminkens. Heute blicken uns Gesichter im Großformat nicht nur im Kino, sondern im öffentlichen Raum von den Werbeflächen an. Wahlplakate zeigen uns unsere Politikerinnen und Politiker mit makellosen Gesichtern. Mängel sind verpönt. Alterslos sollte man sein, wenn man schon nicht jung ist. Alter erinnert an Gebrechlichkeit und Tod. Vitalität verheißt Erfolg. Wir können kaum ein Buch lesen, ohne dass wir uns das Gesicht des Autors oder der Autorin unter oder über dem Klappentext anschauen müssen, das oft in unverwüstlicher Jugend erstarrt ist.

lang hat unser Gesichtsausdruck jedoch keine Stellvertreter. Es gibt nur ihn für den anderen.

Es ist ein merkwürdiger Befund, dass uns das eigene Gesicht als so unverwechselbar wie der Fingerabdruck vorkommt. Ohne Umwege haben wir es niemals gesehen. Dennoch überkommt uns ein unangenehmes Gefühl, wenn wir für jemand anderen gehalten werden. Schrecklich ist es, wenn uns geliebte Menschen nicht wiedererkennen. Beide Male zweifeln wir eher am anderen als an uns selbst. Dabei haben wir streng genommen dazu keinen Grund. Niemals werden wir uns sehen, während wir mit einem anderen sprechen, verliebt blicken oder vor Wut zittern. Der andere ist uns hier stets voraus. Vermutlich können wir deshalb auf den allmorgendlichen Gruß der Lebensgefährten nicht verzichten, verbürgen sie doch eine Kontinuität, die für uns durch den Schlaf zerrissen wurde. Wir sind wie unsere Mitmenschen und doch anders. Es gibt etwas Absonderliches, etwas Bizarres, das uns abweichen lässt. Doch ist diese Abweichung in ihrem vollen Ausmaß unzugänglich für uns selbst. Das blanke Entsetzen und die nackte Angst kennen wir nur aus den Gesichtern der anderen. Unser eigenes Gesicht ist uns selbst eigentümlich äußerlich, eine dem anderen zugewandte lebendige Larve. Es hebt sich auf merkwürdige Weise von unserem Körper ab. Ohne Körper hätten wir zwar kein Gesicht, aber unser Gesicht überschreitet unseren Körper. Es ist eben kein Vorderkopf. Unser Gesicht meint Gesehenwerden und Sehen in einem. In ihm verdichtet sich ein leibliches Selbst für den anderen. Das eigene Gesicht mit seinem lebendigen Ausdruck ist uns selbst unzugänglich. Spiegelbilder, Fotografien und selbst Filme geben eine amputierte Lebendigkeit wieder, weil sie immer nur eine Seite zeigen und für das Zwischen, das sowohl das Selbst wie auch den anderen mitbestimmt, keine Ausdrucksmöglichkeit haben. Es gibt – wie Lacan formuliert – gleichsam eine „Präexistenz des Blicks – ich sehe nur von einem Punkt aus, bin aber in meiner Existenz von überall her erblickt."[33]

Das menschliche Gesicht hat im sozialen Miteinander keinen Ersatz. Worte werden den Gesichtsausdruck nicht wiedergeben können. Das unterscheidet ihn von anderen Gebärden. Das „Gesicht bewirkt, daß der Mensch schon aus seinem Anblick, nicht erst aus seinem Handeln verstanden wird. Das Gesicht, als Ausdrucksorgan betrachtet, ist sozusagen ganz theoretischen Wesens, es *handelt* nicht, wie die Hand, wie der Fuß, wie der ganze Körper; es trägt nicht das innerliche und praktische Verhalten des Menschen, sondern es *erzählt* nur von ihm."[34] In unserem Gesicht sind wir in eminenter Weise für den anderen präsent. Ohne Absicht erzählen wir ihm von uns. Mein Gesicht trage ich – wie Jean-Paul Sartre hervorhebt – „vor mir her wie ein Geständnis, von dem ich nichts weiß, und es sind im Gegenteil die Gesichter der anderen, die mich über das meine belehren."[35] Der Preis unserer Gegenwart für die anderen ist die Abwesenheit für uns selbst. Wir können uns nicht uns selbst und gleichzeitig dem anderen zuwenden. Das ist ein Skandal; denn dem Menschen, welcher in der Moderne nicht selbst verschuldet unmündig sein soll, wird der Anblick entzogen, den er bietet. Im Spiegel bin nur ich mein eigenes Vis-à-vis. Wie mich die anderen sehen, bleibt mir auf immer verborgen. Paul Valéry hat diesem Umstand klare Worte gewidmet: „Was mir fehlt, ist dieses Ich, das du siehst. Und was dir fehlt, das bist du, den ich sehe."[36]

Man will Blicke fangen, auch um in seiner Existenz bestätigt zu werden. Nicht gesehen werden will man dagegen bei dem Verbotenen, dem Peinlichen, dem Intimen. Entdeckt man den heimlichen Beobachter, schlägt man vor Scham die

---

[33] Lacan, J. (1987), 78.
[34] Simmel, G. (2017a), 281 f. Vgl. auch Simmel, G. (2017b).
[35] Sartre, J.-P. (2002), 258.
[36] Valéry, P. (1991), 308.

Augen nieder und senkt den Blick, selbst wenn man dadurch nicht im Boden versinkt. Blicke sind nicht imstande zu töten, falls sie nicht ausgerechnet von einer Medusa oder einem Basilisken geworfen werden. Dennoch können sie dem Wunsch zu vernichten Ausdruck verleihen und die Bereitschaft zur Gewalt signalisieren. Ohne die Hand zu erheben, versetzt der eine den anderen in Angst und Schrecken. Blicke können uns aufspießen oder als lasziver Schlafzimmerblick verführen. Ein Blick voller Verachtung ist entsetzlich. Wir können Dinge und Menschen aus dem Blick verlieren. Unsere Augenlust verdammt uns dazu, unseren Blick nicht abwenden zu können. Unser Scharfblick zeichnet uns aus wie unser Weitblick. Ermöglicht wird der Blick auch dadurch, dass im Auge Iris und Pupille von dem Weiß der Sklera abstechen. Nur deshalb können wir die Blickrichtungen von anderen überhaupt wahrnehmen. Farbige Kontaktlinsen betonen das Blitzen des Blicks. Trübungen beschränken die Augenspiele wie das alte Auge, das alles gesehen hat, aber auch Straffungen der Lider, welche der Augenbewegung etwas Prominentes, einen Hauch von Wahnsinn verleihen. Wir merken nicht, wie unser Lidschlag unsere kontinuierliche Wahrnehmung unterbricht. Dennoch wirken der Wimpernschlag und das menschliche Oberlid wie ein Vorhang, welcher die Aufführungen der Augen modifiziert. Wie soll man jedoch zwinkern, wenn die überschüssige Haut des Augenoberlids bis auf einen kleinen Steg beseitigt wurde? Mimik karikiert sich hier selbst. Das Gesicht wird zum Etikett, das auf viele passt. Wie die Erschöpfung macht ein Übermaß an Glätte den Menschen zur Menge. Erst dem toten Auge fehlt der Lidschlag vollständig.

Der Gefühlsausdruck ereignet sich ohne Absicht. Deshalb kann er uns verraten. Seine paradoxe Aufgabe besteht darin, etwas zur Erscheinung zu bringen, was, um zu existieren, seiner nicht bedarf, das aber, um verstanden zu werden, auf ihn angewiesen ist. Der Ausdruck verdoppelt nicht etwa ein Innenleben, sondern bringt dieses gleichsam hervor. Es geht dabei nicht um eine bewusste Inszenierung oder reflektierte Nachahmung. Wittgenstein ermuntert uns: „Denk an das Erkennen des *Gesichtsausdrucks*. Oder an die Beschreibung des Gesichtsausdrucks, – die nicht darin besteht, daß man die Maße des Gesichts angibt! Denke auch daran, wie man das Gesicht eines Menschen nachahmen kann, ohne das eigene dabei im Spiegel zu sehen."[37]

5. Blicke

Jeder wird verstehen, was mit einem Blick gemeint ist, selbst wenn es sehr kompliziert ist, genau zu sagen, was ihn ausmacht.[38] Auf jeden Fall reicht es nicht zu sehen, um zu blicken, und es ist etwas anderes, den Blick eines anderen zu sehen, als seine Beobachtung zu beobachten. Manche von uns haben Blicke brechen sehen. Im Sterben hört die Pupille auf, Spiegel des anderen zu sein. Wir ahnen, was tote Augen bedeuten, auch wenn die Worte fehlen wie überhaupt, wenn wir uns dem Blicken und seinem Verlöschen zuwenden. Blumenberg notiert in diesem Zusammenhang: „Eine akustische Fremdwahrnehmung ohne das Medium der Sprache wäre nicht möglich, wie sie optisch ohne das Medium der Sprache möglich ist."[39] Blicke sagen mitunter nicht nur mehr als tausend Worte, sie modulieren unser soziales Gewebe, ohne dass uns das explizit zu Bewusstsein kommen muss. „Es gibt keinen Ausdruck, der (dem akustischen ‚stumm' entsprechend) das ‚Sich-nicht-sehen-lassen-Können' bezeichnete. Das Wort ‚opak' reicht nicht"[40] – so präzisiert es Günther Anders. Wir sind damit bei unseren Überlegungen vor eine verwickelte

---

37 Wittgenstein, L. (1971), 154.

38 Zur historisch bedingten Veränderung des Blickens vgl. Kleinspehn, Th. (1991).

39 Blumenberg, H. (2006), 852.

40 Anders, G. (1984), Anmerkung 1, 434.

Aufgabe gestellt, nämlich jene, das Selbstverständliche verständlich zu machen, dem, was uns im alltäglichen Leben vertraut ist, eine gewisse Fremdheit zurückzuerstatten.

Stets blicken wir und werden angeblickt. Blicke sind flüchtig und gleichwohl prägend. Schon unmittelbar nachdem wir zur Welt gekommen sind, werden sie auf uns gerichtet, ohne dass wir sie erwidern könnten. Der Austausch von Blicken kommt ein wenig später. Unabhängig von der sprachlichen Artikulation, aber auch als deren Begleitung setzen Blicke Akzente. Wie vielfältig ihre Bedeutung ist, kann uns eine Auswahl an Redewendungen veranschaulichen: Es gibt indiskrete Blicke, verstohlene, laszive, verräterische, bösartige, verlorene, zudringliche, scheue und vielsagende.[41] Wir können uns zwar täuschen, werden sie untereinander jedoch kaum verwechseln. Etwas kann in den Blick oder aus dem Blick geraten. Man kann durch Blicke würdigen, aber auch vernichten, weil sie höhnisch oder verächtlich sind. Man kann sie tauschen. Blicke können sich treffen, begegnen, verhaken oder kreuzen. Stets gibt es kleine Unterschiede. Der Blick kann hochmütig sein, und jener, welcher ihn richtet, erscheint wie einer, „der die Welt von einem inneren Hochsitz aus betrachtet".[42] Zärtliche Blicke können tasten, wenn auch anders als unsere Hände. Falls sie bitter sind, dann schmerzen sie. Wenn nichts anderes zählt, dann kleben sie. Blicke können flackern, umherirren, sich konzentrieren oder auf etwas ruhen. Es gibt nachdenkliche, abwesende und verzückte Blicke. Man kann sie abwenden oder zuwenden. Der kokette Blick bringt es zustande, sich zugleich zu geben und zu versagen.[43] Blicke können gefangen genommen werden. Man kann durch sie zum Sprechen ermuntern oder zum Schweigen bringen.

---

[41] Vgl. auch Waldenfels, B. (2000), 384 ff.

[42] Mercier, P. (1998), 19. Pascal Merciers (alias Peter Bieri) Buch „Der Klavierstimmer" kann auch als ein Buch über Blicke gelesen werden. Die vorliegenden Ausführungen verdanken ihm viele Anregungen.

[43] Vgl. Simmel, G. (2001), 38 f.

Unangenehm sind Bestätigungsblicke, welche die Gesichter der Gesprächsrunde zustimmungsheischend abtasten und das Gesicht des direkt Angesprochenen auslassen. Blicke können voll und leer sein. Besonders plastisch beschreibt Kerstin Ekmann den gierigen eines Mörders: „Ich sah und sehe, wie sich Johannes Skades Blick an Frida festsaugt. Es ist das einzig Lebendige in diesem gelblich trüben und blutunterlaufenen Augen. Sein Blick ist eine fleischige Schnecke. Sie kriecht über die Reine und besudelt das Mädchen mit ihrem Schleim."[44] In der Literatur finden wir unzählige Beispiele für fungierende Blickregime.

Spiegel scheinen mir zu zeigen, was ich nicht an mir selbst sehen kann. Ich sehe mich dort, wo ich nicht bin, und doch bin ich es, die ich sehe – oder? Unmittelbare Selbstgegebenheit bleibt trotz aller technischen Finessen eine Illusion. In dem Selbstentzug wurzelt ein Sehbegehren, „das in keiner Augenlust Befriedigung findet".[45] Das neuzeitliche Subjekt wird damit auf eine harte Zerreißprobe gestellt. Dass es ein unerschütterliches Fundament sicheren Erkennens sei, erweist sich als Täuschung. Es ist im Gegenteil äußerst fragil und vor allem sich selbst undurchsichtig, opak, voller Schatten. Während das Erkenntnissubjekt mit Hilfe von Wissenschaft und Technik das Wissen von seiner Welt angehäuft und verlässlicher gemacht hat, herrscht im Hinblick auf die Erkenntnis seiner selbst Ratlosigkeit. „Wir bleiben uns nothwendig fremd", stellt Nietzsche fest, „wir verstehn uns nicht, wir *müssen* uns verwechseln, für uns heisst der Satz in alle Ewigkeit ‚Jeder ist sich selbst der Fernste', – für uns sind wir keine ‚Erkennenden' …"[46] Mit Kant ist er sich einig, dass Selbstbeobachtung unmöglich ist. Die Angewiesenheit auf den anderen im Umgang mit sich selbst kennt keine Ausnahmen.

[44] Ekman, K. (2011), 60.
[45] Waldenfels, B. (2010), 100.
[46] Nietzsche, F. (1988b), 247 f.

„Der Mensch ist gegen sich selbst, gegen Auskundschaftung und Belagerung durch sich selber, sehr gut vertheidigt, er vermag gewöhnlich nicht mehr von sich, als seine Aussenwerke wahrzunehmen. Die eigentliche Festung ist ihm unzugänglich, selbst unsichtbar, es sei denn, dass Freunde und Feinde die Verräther machen und ihn selber auf geheimem Wege hineinführen."[47] Blicke demaskieren, indem sie spiegeln.[48] Der tiefe Blick in die Augen eines anderen bringt die soziale Beziehung auf die kurze Distanz einer geraden Linie. Ein Ausweichen ist nur möglich, wenn das Visier fallen gelassen oder der Blick abgewendet wird. Wir spüren die Tiefe des Blickes. Blicke können uns erhöhen, aber auch erniedrigen. Augenlider sind wichtige Komplizen. Wie Schleier gestalten sie das Blickspiel mit. Der erste Blick beherrscht das Kommende. Mit ihm kann alles falsch angefangen haben, aber auch richtig. Sympathie und Antipathie können hier ihren Ausgang nehmen.

Über Blicke kann man sich verständigen, wenn auch nicht erkennen. Durchschauen meint nicht Blicken. Es gibt im strengen Sinne keinen Zuschauer des Blickwechsels, der sich stets zwischen den Beteiligten ereignet. Das Auge selbst verschwindet im Blicken. Es bezieht sich nicht auf sich selbst. Der eigene Blick kann überdies nicht das Muster des fremden sein; denn er ist uns vollständig unzugänglich, weil wir nicht wissen, wie wir in der Blickkonfrontation aussehen.[49]

Der verpönte Blick ist jener, der nicht erwidert werden will, der Blick des Voyeurs. Als verbotener Blick dient er wie kein anderer der Augenlust und kostet das Beobachtete aus. Vom Standpunkt der inneren Schau ist er in seiner Weltverfal-

---

[47] Nietzsche, F. (1988a), 318 f. Vgl. auch Kant, I. (1983), BX.

[48] „Wie sich im Gesicht die Verflechtung von Visibilität und Opazität des Leibes konzentriert, so nochmals im Auge die des Gesichts. Der Unvermeidlichkeit seiner Funktion wegen bleibt das Auge noch bei den dichtesten Verhüllungen, Verschleierungen und Maskierungen ausgespart." Blumenberg, H. (2006), 866.

[49] Vgl. Blumenberg, H. (2006), 867.

lenheit sündhaft. Seine Machtlust färbt auch auf Blickwechsel ab. Die Angst gilt dem Blick, der alles sieht und mit dem sich kein anderer kreuzen kann. Unsere Sichtbarkeit gibt uns der Disziplinarmacht preis und damit der Auslieferung an das Gesehenwerdenkönnen, ohne selbst sehen zu können. Der Blick, der alles sieht, ist nicht auf einen Wechsel aus. Er spioniert. Er bestimmt die Verhältnisse der Macht. Gesehenwerden ist jedoch nicht allein das Schicksal der gemeinen und üblen Subjekte, die sich dem Regime der Blicke nicht entziehen und sie doch auch nicht erwidern können. Zur Sichtbarkeit sind wir alle verdammt. Dieser Umstand lässt mitunter vergessen, dass Gesehenwerden auch ein Privileg sein kann. Man begrüßt in diesem Fall, dass man eines Blickes gewürdigt wird.

Blicke, die gewechselt werden, sind keine Sache von Inspektoren und Introspektoren. Sie unterwerfen das Selbst nicht lediglich einer fremden Ordnung, sondern sie erneuern es. Von Angesicht zu Angesicht lässt sich das Selbst in Anspruch nehmen als ein für beide Seiten unerreichbares Ich, das ohne Worte eminent beredt wird. Valéry hält diese Eigentümlichkeit mit folgenden Worten fest: „Blicke, die sich begegnen, erzeugen seltsame Beziehungen. Niemand vermöchte frei zu denken, wenn seine Augen nicht imstande wären, andere Augen, die ihnen folgten, zu verlassen. Sobald die Blicke einander festhalten, sind wir nicht mehr völlig *zwei*, und es wird schwer, *allein* zu bleiben."[50]

Literatur

Anders, Günther (1984): Die Antiquiertheit des Menschen. Zweiter Band. Über die Zerstörung des Lebens im Zeitalter der dritten industriellen Revolution. München: C. H. Beck.

Benjamin, Walter (1980): Über einige Motive bei Baudelaire. Gesammelte Schriften I.2, hg. von R. Tiedemann und H. Schweppenhäuser, Werkausgabe Bd. 2. Frankfurt am Main: Suhrkamp, 605–653.

[50] Valéry, P. (1991), 308.

Blumenberg, Hans (2006): Beschreibung des Menschen. Aus dem Nachlaß, hg. von M. Sommer. Frankfurt am Main: Suhrkamp.
Ekman, Kerstin (2011): Tagebuch eines Mörders. Übers. von Hedwig M. Binder. München / Zürich: Piper.
Friedrich, Hannes (2010): Der kalte Blick des Arztes – Hightech und Menschlichkeit. In: M. Momberg / D. Schulte (Hg.): Das Verhältnis von Arzt und Patient. Wie menschlich ist die Medizin? München: Wilhelm Fink, 125–153.
Hogrebe, Wolfram (2009): Riskante Lebensnähe. Die szenische Existenz des Menschen. Berlin: Akademie.
Hogrebe, Wolfram (2018): Duplex. Strukturen der Intelligibilität. Frankfurt am Main: Vittorio Klostermann.
Höhl, Rebekka (10.05.2018): Fernbehandlungsverbot gekippt. In: Ärzte Zeitung online. https://www.aerztezeitung.de / kongresse / kongresse2018 / erfurt2018_aerztetag / article / 963610 / 121–deutscher-aerztetag-fernbehandlungsverbot-gekippt.html [Zugriff 02.11.2018].
Kamper, Dietmar (1998): von wegen. München: Wilhelm Fink.
Kant, Immanuel (1983): Anthropologie in pragmatischer Hinsicht [1796–1798]. Werke in zehn Bänden, hg. von W. Weischedel, Bd. 10. Darmstadt: Wissenschaftliche Buchgesellschaft, 397–690.
Kleinspehn, Thomas (1991): Der flüchtige Blick. Sehen und Identität in der Kultur der Neuzeit. Reinbek bei Hamburg: Rowohlt.
Lacan, Jacques (1987): Die vier Grundbegriffe der Psychoanalyse. Das Seminar von Jacques Lacan, Buch XI (1964). Textherstellung durch Jacques-Alain Miller. Übers. von Norbert Haas. Weinheim: Quadriga.
Leviant, Curt (2001): Tagebuch einer Ehebrecherin. Übers. von Pociao. München: Graf.
Lévinas, Emmanuel (1987). Totalität und Unendlichkeit. Versuch über Exteriotät. Übers. von Wolfgang Nikolaus Krewani. Freiburg / München: Karl Alber.
Lindemann, Gesa (2002): Die Grenzen des Sozialen. Zur sozio-technischen Konstruktion von Leben und Tod in der Intensivmedizin. München: Wilhelm Fink.
Lütke-Harmann, Martina (2016): Symbolische Metamorphosen. Eine problemgeschichtliche Studie zur Politischen Epistemologie der Sozialpädagogik. Weilerswist: Velbrück Wissenschaft.
Macho, Thomas (1999): Das prominente Gesicht. Vom Face-to-Face zum Interface. In: M. Faßler (Hg.): Alle möglichen Welten. Virtuelle Realität – Wahrnehmung – Ethik der Kommunikation. München: Wilhelm Fink, 121–135.
Mercier, Pascal (1998): Der Klavierstimmer. München: Albrecht Knaus.
Merleau-Ponty, Maurice (1966): Phänomenologie der Wahrnehmung [1945]. Übers. und durch eine Vorrede eingeführt von Rudolf Boehm. Berlin: Walter de Gruyter.
Merleau-Ponty, Maurice (1993): Die Prosa der Welt [1969], hg. von C. Le-

fort. Übers. von Regula Giuliani, mit einer Einleitung zur deutschen Ausgabe von Bernhard Waldenfels. München: Wilhelm Fink.

Merleau-Ponty, Maurice (2004): Das Sichtbare und das Unsichtbare gefolgt von Arbeitsnotizen [1964], hg. und mit einem Vor- und Nachwort versehen von Claude Lefort. Übers. von Regula Giulani und Bernhard Waldenfels. München: Wilhelm Fink.

Meyer-Drawe, Käte (2012): Winterfeste Gesichter – Kosmetisches Enhancement und seine Folgen. In: Psychologische Medizin. Österreichische Fachzeitschrift für Medizinische Psychologie, Psychosomatik und Psychotherapie 23 (2), 27–30.

Nietzsche, Friedrich (1988a): Menschliches, Allzumenschliches I und II. Kritische Studienausgabe, hg. von G. Colli und M. Montinari, Bd. 2. Berlin / New York: Walter de Gruyter.

Nietzsche, Friedrich (1988b): Jenseits von Gut und Böse. Kritische Studienausgabe, hg. von G. Colli und M. Montinari, Bd. 5. Berlin / New York: Walter de Gruyter, 9–243.

Poschenrieder, Christoph (2017): Kind ohne Namen. Zürich: Diogenes.

Ricken, Norbert (2017): Der pädagogische Blick. In: Zeitschrift für Kulturphilosophie (1), 173–198.

Sartre, Jean-Paul (2002): Gesichter. Übers. von Frieda Grafe und Enno Patalas. In: Blümlinger, Christa/Sierek, Karl (Hg.): Das Gesicht im Zeitalter des bewegten Bildes. Wien: Sonderzahl, 257–262.

Simmel, Georg (2001): Psychologie der Koketterie. Aufsätze und Abhandlungen 1909–1918, Bd. I, hg. von R. Kramme und A. Rammstedt. Gesamtausgabe, hg. von O. Rammstedt, Bd. 12. Frankfurt am Main: Suhrkamp, 37–50.

Simmel, Georg (2017a): Soziologie der Sinne. Aufsätze und Abhandlungen 1901–1908, Bd. II, hg. von A. Cavalli und V. Krech. Gesamtausgabe, hg. von O. Rammstedt, Bd. 8. Frankfurt am Main: Suhrkamp, 276–292.

Simmel, Georg (2017b): Die ästhetische Bedeutung des Gesichts. Aufsätze und Abhandlungen 1901–1908, Bd. I, hg. von R. Kramme, A. Rammstedt, O. Rammstedt. Gesamtausgabe, hg. von O. Rammstedt, Bd. 7. Frankfurt am Main: Suhrkamp, 36–48.

Spitz, René A. unter Mitarbeit von W. Godfrey Cobliner (1985): Vom Säugling zum Kleinkind. Naturgeschichte der Mutter-Kind-Beziehungen im ersten Lebensjahr. Übers. von Gudrun Theusner-Stampa. Stuttgart: Klett-Cotta.

Strauß, Botho (2004): Paare, Passanten. München: Lizenzausgabe der Süddeutschen Zeitung.

Valéry, Paul (1991): Zur Theorie der Dichtkunst und vermischte Gedanken [Paris 1957 und 1960]. Werke, hg. von J. Schmidt-Radefeldt, Bd. 5. Frankfurt am Main: Insel.

Waldenfels, Bernhard (2000): Das leibliche Selbst. Vorlesungen zur Phäno-

menologie des Leibes, hg. von R. Giuliani. Frankfurt am Main: Suhrkamp.
Waldenfels, Bernhard (2002): Bruchlinien der Erfahrung. Phänomenologie, Psychoanalyse, Phänomenotechnik. Frankfurt am Main: Suhrkamp.
Waldenfels, Bernhard (2010): Sinne und Künste im Wechselspiel. Modi ästhetischer Erfahrung. Berlin: Suhrkamp.
Weigel, Sigrid (2017): Mimik. Zwischen face-to-face und Gefühlscodierung. In: Dies. (Hg.): Das Gesicht. Bilder, Medien, Formate. Göttingen: Wallstein, 82–87.
Weizenbaum, Joseph (1978): Die Macht der Computer und die Ohnmacht der Vernunft. Übers. von Udo Rennert. Frankfurt am Main: Suhrkamp.
Widmer, Peter (2005): Das unbewusste Begehren des Voyeurs. In: U. Stadler / K. Wagner (Hg.): Schaulust. Heimliche und verpönte Blicke in Literatur und Kunst. München: Wilhelm Fink, 141–159.
Wittgenstein, Ludwig (1971): Philosophische Untersuchungen. Frankfurt am Main: Suhrkamp.
Zerweck, Jonas (2018): Das einzig beste Kartoffelgratin – Wenn Menschen technisch werden. In: M. Steinbrecher / G. Rager (Hg.): Journalismuskrise, Social Bots und der Angriff auf die Demokratie. Frankfurt am Main: Westend, 35–49.

Lächeln und Lachen in der Psychotherapie: Mehr als ein Ausdruck von Freude?

Eva Bänninger-Huber

Empirische Psychotherapieforscherinnen und -forscher sind sich einig, dass die therapeutische Beziehung einen zentralen Wirkfaktor[1] darstellt. Was aber ist eine gute therapeutische Beziehung? Durch welche verbalen und nonverbalen Verhaltensweisen ist diese gekennzeichnet?

Die Etablierung einer guten therapeutischen Beziehung basiert wesentlich auf der Fähigkeit des Therapeuten, sich auf den jeweiligen Patienten einzustellen und zu ihm eine Beziehung herzustellen, die dieser als therapeutisch hilfreich empfindet.[2] So schreibt Freud in seinem behandlungstechnischen Aufsatz über die Einleitung einer Behandlung: „Man braucht nichts anderes zu tun, als ihm Zeit zu lassen. Wenn man ihm ernstes Interesse bezeugt, stellt der Patient ein solches Attachement von selbst her".[3] Diese Grundhaltung soll es ermöglichen, unbewusste Konflikte zu aktivieren und in der Beziehung zum Therapeuten zu verstehen.

Für eine gute therapeutische Beziehung ist also nicht nur die professionelle Realisierung einer spezifischen therapeutischen Behandlungstechnik von Bedeutung, sondern ebenso die Etablierung einer hilfreichen Grundhaltung. Bei der Gestaltung dieser therapeutischen Grundhaltung spielen affektive Regulierungsprozesse eine wichtige Rolle. Diese bestehen nicht nur aus günstigen verbalen therapeutischen Interventionen, sondern aus einem differenzierten Reagieren des Therapeuten in Form spezifischer nonverbaler Verhaltensweisen.

---

[1] Horvath, A. (2005), Flückiger, C. et al. (2018).

[2] Bettighofer, S. (2010).

[3] Freud, S. (1913).

Dies wird zunehmend auch von der Forschung erkannt: während der Fokus der traditionellen Psychotherapieforschung überwiegend auf dem „Austausch von Worten“[4] lag, rückte in den letzten Jahren die Analyse nonverbaler Verhaltensweisen vermehrt in den Vordergrund.

Nonverbale Verhaltensweisen sind wichtige Elemente einer therapeutischen Beziehung

Nonverbale Verhaltensweisen wie Mimik, Gestik oder Blickverhalten spielen eine zentrale Rolle in der zwischenmenschlichen Kommunikation. Die Körpersprache spiegelt unsere Empfindungen und Gefühle wider und dient damit gleichzeitig auch der Regulierung von Beziehungen. Dimensionen wie Sympathie oder Antipathie, Macht und Unterwerfung, Nähe und Distanz, werden über nonverbale Signale reguliert. Gegenseitiges Anblicken beispielsweise kann die affektive Bindung zwischen zwei Personen erhöhen. Entsprechend schauen wir Menschen, die wir mögen, häufiger an als Personen, die uns unsympathisch sind. Häufiges Anblicken kann aber auch ein Ausdruck von Macht sein: Richtet man den Blick unangemessen lang auf einen Fremden, wird dies häufig als Aggressionssignal verstanden und führt bei der angestarrten Person zu einer Kampf- oder Fluchtreaktion. Auch in Psychotherapien ist das Blickverhalten wichtig. Gegenseitiges Anblicken (Blickkontakt) kann die affektive Bindung zwischen Patient und Therapeut erhöhen. Eigene mikroanalytische Untersuchungen zeigten, dass die Dauer des synchronen Anblickens mit der Erfolgs- und Beziehungseinschätzung einer psychoanalytischen Psychotherapie in einem positiven Zusammenhang stand.[5] Mit Kopf- und Körperbewegungen wiederum

[4] Streeck, U. (2009).
[5] Bock, A. et al. (2016).

kann die affektive Bezogenheit zwischen zwei Personen reguliert werden. Untersuchungen von Psychotherapien ergaben einen Zusammenhang zwischen einer hohen Anzahl nonverbaler Synchronisierungen von Kopf- und Körperbewegungen und einer positiven Einschätzung der Beziehungsqualität.[6] Gesten können verbale Äußerungen illustrieren, in Form von Emblemen[7] das Gesagte ersetzen und bilden wichtige Elemente der Hörer-Sprecherregulierung. Selbstberührungen wie sich Streicheln, sich Kratzen, oder Lippenschlecken werden als Adaptoren[8] bezeichnet und treten in Psychotherapien gehäuft auf. Sie dienen der Spannungsreduktion und helfen bei der Regulierung negativer Emotionen.

Wichtig in Psychotherapien ist auch der Prozess des *social referencing.*[9] Das Konzept stammt ursprünglich aus der Entwicklungspsychologie und beschreibt, wie Kleinkinder in vermeintlich gefährlichen Situationen zu ihren Eltern hinblicken und deren Gesichtsausdruck als Orientierungshilfe benützen: Zeigt die Mutter ein ängstliches Gesicht, wenden sie sich von der Gefahrenquelle ab, lächelt sie hingegen, krabbeln sie ermutigt weiter. Auch in Psychotherapien lässt sich der Prozess des *social referencing* beobachten. Dabei blickt der Patient dem Therapeuten ins Gesicht und verwendet den beobachteten Ausdruck als Information, die ihm hilft, die Wirkung seiner Aussage auf den Therapeuten einzuschätzen.

Die meisten dieser nonverbalen Phänomene laufen schnell und automatisch ab, sie werden erst dann bewusst wahrgenommen, wenn eine Störung auftritt. Dies geschieht zum Beispiel dann, wenn mein Gegenüber die nonverbalen Signale ignoriert, mit denen ich versuche, die Sprecher-Rolle zu übernehmen, so dass ich ihm ins Wort fallen muss.

---

6 Ramseyer, F. / Tschacher, W. (2014).
7 Ekman, P. / Friesen, W. (1969).
8 Ekman, P. / Friesen, W. (1969).
9 Campos, J. J. / Stenberg, C. (1981), Klinnert, M. D. et al. (1983).

Auch wenn nonverbale Verhaltensweisen meist unbewusst ablaufen, beeinflussen sie dennoch den Interaktionspartner und sind oft „wirksamer“ als verbale Aussagen. Wenn eine Person auf der verbalen Ebene beteuert, dass alles in Ordnung ist, aber gleichzeitig einen ärgerlichen Gesichtsausdruck zeigt, „glaubt“ das Gegenüber eher dem nonverbalen Verhalten und beginnt sich für das eigene Fehlverhalten zu rechtfertigen.

Mimische Verhaltensweisen sind besonders interessant

Mimische Verhaltensweisen sind besonders interessant, weil sie eine zentrale Rolle bei der Kommunikation von Emotionen spielen. Hier sind vor allem die sogenannten Basisemotionen von Bedeutung. Freude, Überraschung, Angst, Ärger, Ekel, Trauer oder Verachtung sind jeweils durch spezifische Gesichtsausdrucksmuster gekennzeichnet, die angeboren und universell sind.[10]

Mimische Verhaltensweisen können als „Schnittstelle“ zwischen intrapsychischen und interaktiven Prozessen der Affektregulierung verstanden werden: Ein mimisches Signal erfüllt immer mehrere Funktionen gleichzeitig. Ein Lächeln beispielsweise indiziert einen inneren Zustand (z. B. ‚ich freue mich‘), als interaktives Signal werden verschiedene Botschaften auf der Beziehungsebene gesendet (z. B. ‚ich freue mich, dich zu sehen‘) und entsprechende Handlungsbereitschaften kommuniziert (‚das, was du erzählst, gefällt mir, ich höre gerne weiter zu‘). Ein Lächeln kann also in einer aktuellen Interaktionssituation mehrere Bedeutungen gleichzeitig haben. Welche dieser Botschaften vom Empfänger entschlüsselt wird, hängt von dessen aktuellem affektiven Zustand und von der Beziehung ab. So kann ich in gelöster Stimmung ein Lächeln

[10] Ekman, P. / Friesen, W. (1975), Ekman, P. (1988).

als freundliches Beziehungsangebot interpretieren und selbst mit einem freundlichen Lächeln reagieren. Bin ich selber unsicher, so kann ich das gleiche Lächeln als „belächeln“ verstehen und meinerseits ein Lächeln vermeiden.

Auch in der Psychotherapie kann Lächeln unterschiedliche Funktionen erfüllen. Es kann Ausdruck davon sein, dass ein Patient etwas verstanden hat und sich darüber freut. Es kann aber auch eine defensive Funktion erfüllen: So kann das Dauerlächeln eines Patienten auch der Abwehr aggressiver Impulse dienen. Gleichzeitig signalisiert das Lächeln dem Therapeuten „behandle mich schonend!“ und entfaltet damit eine beziehungsregulierende Wirkung. Die selbst- und beziehungsregulierende Funktion eines mimischen Ausdrucks sind also immer miteinander verknüpft.

Lächeln und Lachen sind unterschiedliche Phänomene

Lächeln und Lachen sind insofern miteinander verwandt, als sowohl Lachen als auch Lächeln in den meisten Fällen mit einer Bewegung des Zygomaticus-major-Muskels einhergeht. Diese wird beim Lachen zusätzlich von einer spezifischen Lautäußerung begleitet. So ist es nicht verwunderlich, dass Lächeln und Lachen im Alltag häufig ungenügend voneinander unterschieden werden. Oft wird Lachen als das gleiche mimische Phänomen mit größerer Intensität des Ausdrucks aufgefasst. Diese Ansicht hat auch Darwin (1872) vertreten, der Lachen und Lächeln wie folgt beschreibt: „Zwischen einem leisen Lachen und einem breiten Lächeln ist kaum irgendwelcher Unterschied, ausgenommen, dass beim Lächeln kein wiederholter Laut ausgestoßen wird […]“.[11] Inzwischen gibt es genügend empirische Hinweise darauf, dass sich Lächeln und Lachen in ihrer Funktion und Wirkung unterschei-

[11] Darwin, C. (1872), 212.

den. Begrüßt uns jemand statt mit einem freundlichen Lächeln mit einem lauten Lachen, so empfinden wir das als unpassend und reagieren entsprechend irritiert.

Funktionen von Lächeln und Lachen

Lächeln ist ansteckend und dient der Herstellung positiver affektiver Resonanz, d. h., während eines gemeinsamen Lächelns befinden sich beide Interaktionspartner in einem positiven affektiven Zustand. Dieses Erleben erhöht die affektive Bindung zwischen den Interaktionspartnern. Zudem hat das Lächeln auch eine verhaltenssteuernde Wirkung. So können wir wissentlich jemanden anlächeln, um uns für ein unangemessenes Verhalten zu entschuldigen und das Gegenüber wieder freundlich zu stimmen.

Lachen hingegen ist abweichend von der landläufigen Meinung meistens nicht Ausdruck von Erheiterung. So haben empirische Untersuchungen gezeigt, dass die Mehrheit des Lachens nicht als unmittelbare Reaktion auf Humor erfolgt, sondern der Regulierung negativer Emotionen dient.[12] Lachen kann als eine Art „Sicherheitsventil“ betrachtet werden, welches es einer Person ermöglicht, Spannungen in einer sozial akzeptablen Form abzubauen. Lachen kann auch eine aggressionshemmende Wirkung entfalten, weil Lachen und zielgerichtetes Handeln inkompatibel sind.[13] In Form von Auslachen kann ein Lachen wiederum eine aggressive Funktion erfüllen. So fasste Eibl-Eibesfeldt[14] Lachen als ritualisierte Drohgebärde auf. Auch Lorenz[15] betonte, dass Lachen einen Angriff ersetzen kann, weil es eine Verbindung zwischen den

---

[12] Provine, R. (2000), Bänninger-Huber, E. / Gruber, V. (2010).
[13] Apter, M. J. / Smith, K. P. C. (1977).
[14] Eibl-Eibesfeldt, I. (1978).
[15] Lorenz, K. (1963).

Lachenden herstellt und zugleich zu einer Abgrenzung gegenüber den Nicht-Lachenden führt.

Lächeln und Lachen sind wichtige Elemente der Affektregulierung

Lächeln ist zur Affektregulierung besonders geeignet, weil damit dem Partner trotz des Auftretens negativer Emotionen immer wieder emotionale Verbundenheit signalisiert werden kann. Gerade wenn eine Beziehung durch eine verbale Auseinandersetzung bedroht ist, kann mit einem Lächeln auf der nonverbalen Ebene die emotionale Bindung zum Gegenüber bekräftigt werden. Auch Lachen dient der Affektregulierung: Indem ein Lachen den Dialog für eine kurze Zeit unterbricht, wird einer Person ermöglicht, mit eigenen unangenehmen Gefühlen fertig zu werden. Gleichzeitig erfüllt ein Lachen auch eine beziehungsregulierende Funktion: Lachen ist ansteckend erzeugt in beiden Partnern resonante positive Affektzustände, die zu einer Erhöhung der affektiven Bindung beitragen. Diese positive Wirkung von gemeinsamem Lächeln und Lachen wird durch zahlreiche Forschungsarbeiten belegt.[16]

Mikroanalytischer Forschungsansatz

Um solche Phänomene zu fassen, wurde von uns ein Forschungsansatz entwickelt, der es erlaubt, das affektive Regulierungsgeschehen in der psychotherapeutischen Interaktion mikroanalytisch zu untersuchen. Mimisch-interaktive Verhaltensweisen wie das Lächeln oder Lachen von Patient und Therapeut werden analysiert und mit dem Therapieerfolg in Beziehung gesetzt.[17] Unser Forschungsansatz ist interdiszipli-

---

16 Kurtz, L. E. / Algoe, S. B. (2015).

17 Bänninger-Huber, E. / Monsberger, S. (2016).

när, wobei Konzepte und Methoden aus traditionell unterschiedlichen Forschungsbereichen wie der Klinischen Psychologie, der Emotionspsychologie, der Psychotherapieforschung, der Entwicklungspsychologie oder der Psychoanalyse kombiniert werden. Verfolgt wird ein Paradigma der Verhaltensbeobachtung. Eingesetzt werden sowohl qualitative als auch quantitative Methoden. Ein wichtiges Ziel besteht in der Verbindung von Grundlagenforschung und Forschung der praktischen Anwendung.

Im Rahmen eines umfangreichen Forschungsprojekts wurden zwischen 2011 und 2017 an der psychotherapeutischen Forschungsambulanz des Institutes für Psychologie der Universität Innsbruck psychoanalytische Langzeittherapien im sitzenden Setting durchgeführt. Diese wurden mit dem Einverständnis der Patientinnen und Patienten vollständig auf Video aufgezeichnet, wobei die Gesichter einzeln frontal von vorne gefilmt wurden. Um den therapeutischen Prozess möglichst wenig zu stören, wurden die Kameras von geschulten Mitarbeitern von einem abgetrennten Regieraum aus gesteuert. Die beiden Gesichter wurden zusammengeschnitten und nachträglich mit einem genauen Zeitcode versehen (sog. Split-Screen Verfahren). Dieses Vorgehen war notwendig, da das von uns eingesetzte mikroanalytische Verfahren zur Erfassung des Gesichtsausdrucks qualitativ hochwertige Videoaufnahmen erfordert. Zur Mimikanalyse wird das Facial Action Coding System (FACS)[18] verwendet. Dieses System ermöglicht es, jede einzelne mimische Bewegung im Gesicht objektiv und reliabel zu codieren, indem jeder muskulären Bewegung eine Nummer zugeordnet wird. Diese werden als Actions Units (AUs) bezeichnet. Auf der Basis von FACS konnten inzwischen zehn verschiedene Lächeltypen differenziert werden, die sich hinsichtlich ihrer Phänomenologie und ihren Funktionen voneinander

[18] Ekman, P. / Friesen, W. / Hager, J. (2002).

unterscheiden.[19] Ein spontanes echtes Lächeln etwa wird definiert durch die AU-Kombination 6+7+12. Ein maskierendes Lächeln, das dazu dient, negative Emotionen zu überdecken, durch die AU-Kombination 10+12. Die Basisemotionen Angst, Ärger, Ekel, Freude, Überraschung, Verachtung und Trauer werden ebenfalls durch jeweils bestimmte Kombinationen von AUs operationalisiert.

Prototypische Affektive Mikrosequenzen (PAMs)

Emotionale Prozesse und ihre nonverbalen Anteile sind wichtig für das Verständnis psychischer Störungen. Gemäß unserer Auffassung können psychische Störungen als Störungen der Affektregulierung verstanden werden. Dabei wird davon ausgegangen, dass die Persönlichkeitsentwicklung eines Kindes auf dem Erleben spezifischer Beziehungsmuster gründet, die mit der Zeit verinnerlicht werden. Im Erwachsenenalter manifestieren sich diese als für eine Person typische, sich wiederholende Muster, die durch spezifische verbale und nonverbale Verhaltensweisen charakterisiert sind. Solche Ausdrucksphänomene, die beim Interaktionspartner wiederum entsprechende Gefühle, Phantasien und Reaktionen hervorrufen, sind bei psychischen Störungen maladaptiv. Beispielsweise kann bei einem Patienten der Wunsch nach einer größeren affektiven Nähe zu seiner Partnerin bestehen. Mimisch zeigt er jedoch wiederholt Ausdrücke von Verachtung, die eine abstoßende Wirkung haben. So konnten Krause und Benecke[20] zeigen, dass bei bestimmten psychischen Störungen eine Reduktion positiver mimischer Signale wie Lächeln zu beobachten war und gleichzeitig vermehrt negative, besonders aggressive Affektausdrücke gezeigt wurden. Es ist anzunehmen, dass solche

[19] Ekman, P. (1985), Bänninger-Huber, E. / Rauber-Kaiser, S. (1989).
[20] Krause, R. (2012), Benecke, C. (2014).

negativen Beziehungsangebote ihre Wirkung auch in der therapeutischen Interaktion entfalten und sich im Sinne von Übertragungs- und Gegenübertragungsprozessen bearbeiten lassen.[21]

Eine spezielle Form von Prozessen der interaktiven Affektregulierung stellen die sogenannten Prototypischen Affektiven Mikrosequenzen (PAMs) dar, die durch die mimischen Phänomene Lächeln und Lachen gekennzeichnet sind. Beide Phänomene sind ansteckend und erhöhen die affektive Beziehung und damit die Bindungssicherheit zwischen zwei Personen.[22] Typischerweise handelt es sich bei PAMs um kurzfristige Prozesse, die nur wenige Sekunden andauern und außerhalb des Bewusstseins ablaufen. PAMs treten in Alltagsbeziehungen und in psychotherapeutischen Interaktionen auf und dienen der Regulierung unterschiedlicher negativer Emotionen. Der prototypische Verlauf einer PAM sieht folgendermaßen aus: Beim Patienten werden Indikatoren für eine Störung der Affektregulierung beobachtbar (z. B. negative mimische Ausdrücke, Adaptoren, Wortwiederholungen). Der Patient macht eine ironische oder witzige Bemerkung, welche auf eine Erhöhung der affektiven Bindung abzielt. Der Patient blickt zum Therapeuten hin, um die Wirkung seiner Äußerung zu kontrollieren (*social referencing*). Dann beginnt er im Sinne eines Beziehungsangebots zu lächeln und allenfalls hörbar zu lachen.

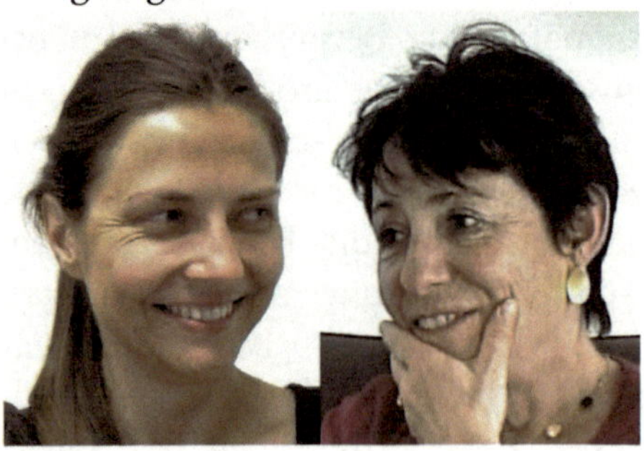

Abb. 1: Gelingende PAM

---

[21] Bänninger-Huber, E. (2014).

[22] Bänninger-Huber, E. (1992, 1996), Bänninger-Huber, E. / Gruber, V. (2010).

Die Balance-Hypothese

Gemäß psychoanalytischer Auffassung ist es die Aufgabe des Therapeuten, zwei verschiedene Anforderungen aufrechtzuerhalten. Einerseits hat er die Aufgabe, ein verlässliches Arbeitsbündnis zu schaffen, welches dem Patienten ein grundlegendes Gefühl der Sicherheit und des Vertrauens gibt. Dadurch wird es für den Patienten möglich, sein Erleben und Verhalten zu explorieren und die Interventionen des Therapeuten zu verstehen und anzunehmen. Auf der anderen Seite muss der Therapeut einen Grad an Konfliktspannung aufrechterhalten, damit die intrapsychischen Konflikte des Patienten erkannt und bearbeitet werden können.

Unterschiedliche Typen von PAMs spielen bei der Aufrechterhaltung dieser Balance eine wichtige Rolle. Entsprechend der Reaktionen des Gegenübers konnten nämlich vier verschiedene PAM-Typen differenziert werden, welche unterschiedliche Auswirkungen auf die Affektregulierung und die Beziehungssicherheit der initiierenden Person haben.[23] Wird das Lächeln oder das Lachen erwidert, befinden sich Patient und Therapeut in einem Zustand der positiven affektiven Resonanz und wir sprechen von einer gelingenden PAM. Die Bindungssicherheit ist erhöht und der negative Affekt ist reguliert. Reagiert die Therapeutin auf das Beziehungsangebot des Patienten nicht mit einem Lächeln, sprechen wir von einer nicht-gelingenden PAM. Der negative Affekt bleibt bestehen. Die Beziehung ist unsicher und die Konfliktspannung dauert an. Im Falle von *participation* PAMs zeigt der Therapeut ein abgeschwächtes Lächeln, mit dem eine positive Beziehung signalisiert wird, die Konfliktspannung aber bestehen bleibt. Bei Plus-Minus PAMs wird das Lächeln oder Lachen auch erwidert und damit eine gewisse positive affektive Resonanz gezeigt, gleichzeitig sind beim Therapeuten Indikatoren negati-

[23] Bänninger-Huber, E. (z. B. 1996, 1992, 2015).

ver Emotionen beobachtbar und die Konfliktspannung bleibt bestehen. Wie solche interaktiven Prozesse ausgestaltet sind, soll anhand des folgenden Beispiels für eine nicht-gelingende PAM illustriert werden.

Nicht-gelingende PAM: „Interessante Gespräche"

Die folgende Mikrosequenz stammt aus der 290. Stunde einer mehrjährigen psychoanalytischen Psychotherapie im sitzenden Setting. Beim Patienten handelt es sich um einen Studenten, der wegen Beziehungsproblemen und Arbeitsstörungen in die Therapie gekommen ist. Der Therapeut ist ein Psychoanalytiker mit langjähriger, breiter Erfahrung.

Zu Beginn der Mikrosequenz, die bei Zeitmarke 02.33. beginnt, beklagt sich der Patient darüber, dass er sich immer noch nicht entscheiden kann, ob er weiterhin zwei Stunden pro Woche in die Therapie kommen oder diese auf eine Wochenstunde reduzieren möchte. Er gesteht, dass er in den vergangenen Tagen nicht über dieses Thema nachgedacht hat, sondern die Tage lieber so gestaltet hat, dass er über nichts tiefer nachdenken musste. Der Patient sagt dann wörtlich: „dass ich es einfach schwer einschätzen kann, was da für mich so Sinn macht ... in gewissen Maße ähm ...und (räuspert sich) ... naja, und was ich wa-; was ich weiß, ist, ist, äh, dass ... dass das schon irgendwie, ähm ..." In dieser Sequenz sind verschiedene Indikatoren für eine Störung in der Affektregulierung zu beobachten: Unflüssige, stockende und inkohärente Sprache, Räuspern, Adaptoren (Lippenanspannen, Lippenschlecken, AUs 19, 37), Indikatoren negativer Emotionen (AUs 4+7). Zudem vermeidet der Patient den Blickkontakt zum Therapeuten. Dieser schaut zunächst auch weg, dann zum Patienten hin (Zeitmarke 02.33.06), sagt aber nichts.

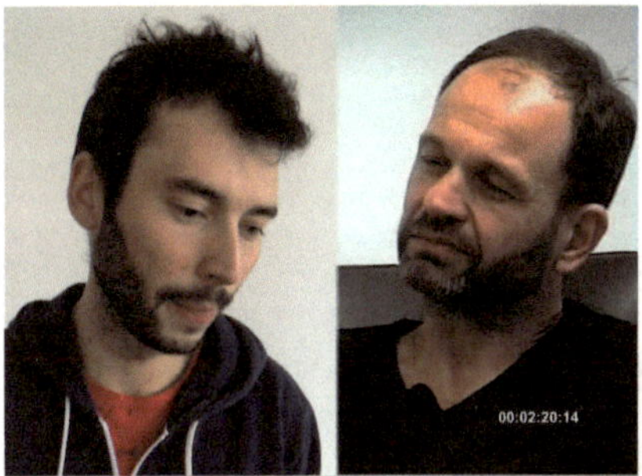

Abb. 2: Patient AUs 19+23+25

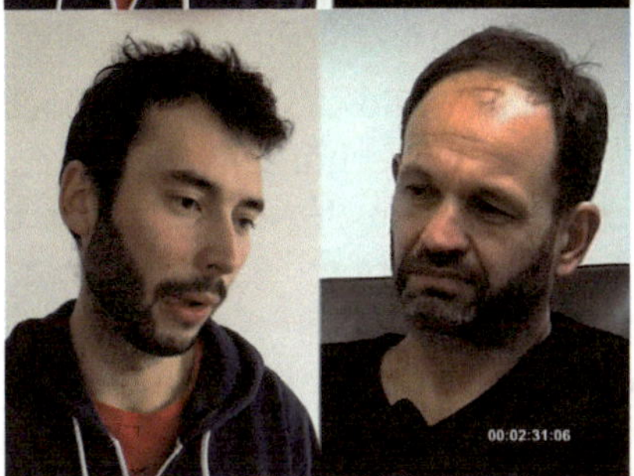

Abb.3: Patient AUs 26+37

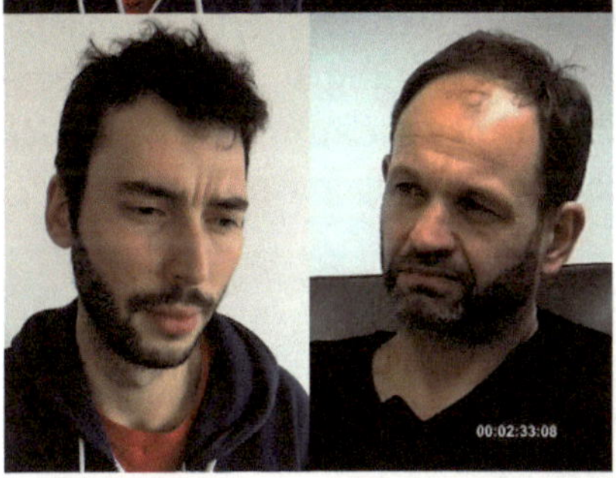

Abb. 4: Patient AUs 4+7

Der Patient und fährt fort und sagt: „es hat schon ... also, eben, dass mir die letzten Wochen durchaus, auch, ähm, wenn es nur Montag war ... ähm ... ich nenn es jetzt mal, interessante Gespräche geführt haben“. Mit dieser Verbalisierung („interessante Gespräche“) initiiert er eine PAM. Er schaut zum Therapeuten hin und beginnt zu lächeln und kurz hörbar zu lachen.

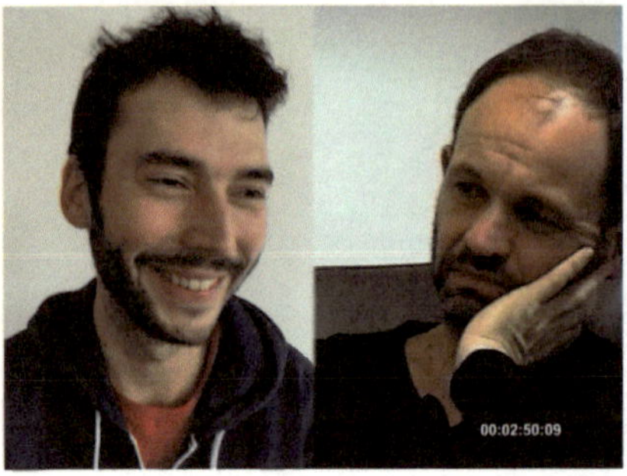

Abb. 5: Patient AUs 6+7+12z+26

Der Therapeut erwidert das Lächeln und das Lachen jedoch nicht, sondern blickt den Patienten weiterhin schweigend an. Diese Sequenz wird als nicht-gelingende PAM kategorisiert, da der Therapeut das Beziehungsangebot des Patienten in Form einer humorvollen Bemerkung („interessante Gespräche") sowie Blickzuwendung zusammen mit Lächeln und Lachen nicht annimmt. Auf dem Gesicht des Patienten werden weitere Störungszeichen (AU44, Augenzwinkern) beobachtbar, die darauf hinweisen, dass die Störung in der Affektregulierung nicht mit Hilfe des Therapeuten ausreguliert werden konnte und weiterhin bestehen bleibt (siehe Abb. 6).

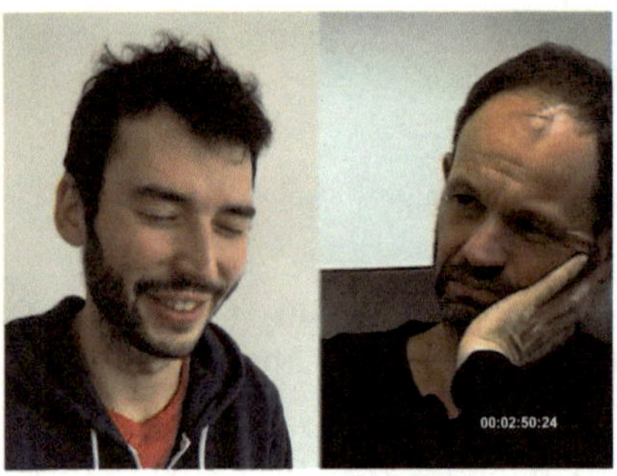

Abb. 6: Patient AUs 6+12y+26+ 44

Die Beziehungssicherheit wird dadurch momentan zwar reduziert und die konfliktive Spannung bleibt erhalten, aber längerfristig wird es möglich, die intrapsychischen Konflikte des Patienten nicht einfach „wegzulachen“, sondern zu erkennen und zu bearbeiten. Dieser Prozess entspricht der psychoanalytischen Grundhaltung der therapeutischen Abstinenz.

Die therapeutische Beziehung als dyadischer Prozess

Quantitative Studien haben gezeigt[24] dass PAMs häufige Phänomene in Psychotherapien sind. Die Analyse von 36 Therapiestunden mit drei Patientinnen und einem Patienten ergab, dass pro Stunde durchschnittlich fast 20 PAMs auftraten. Signifikant am häufigsten ist die Kategorie der nicht-gelingenden PAMs (43,8 %). Der Therapeut bleibt abstinent, die Konfliktspannung wird aufrechterhalten, die negativen Affekte werden deutlich und in weiterer Folge bearbeitbar. PAMs werden deutlich häufiger von den Patienten initiiert (88 %), aber auch die Therapeuten initiieren manchmal PAMs (12 %). Diese treten hauptsächlich in Situationen auf, in denen die Therapeuten spüren, dass die Konfliktspannung für die Patienten zu groß wird und es wichtig ist, die Beziehungssicherheit wieder herzustellen. Dies wird besonders deutlich in den Eröffnungs- und Beendigungsphasen einer Therapiestunde, die durch häufige von Therapeuten initiierte PAMs charakterisiert sind.[25] Durch die Therapeuten initiierte PAMs können aber auch eine selbstregulierende Funktion erfüllen, zum Beispiel dann, wenn sie mit Themen konfrontiert werden, die sie selber nur schwer aushalten. Die Analyse der verschiedenen PAM-Typen zeigt, dass die therapeutische Interaktion einen Prozess der wechselseitigen Abstimmung, aber auch der Selbstregulierung auf beiden Seiten darstellt. Bei der therapeutischen Beziehung handelt es sich also um einen intersubjektiven, wechselseiti-

[24] Huber, E. et al. (2016).
[25] Huber, E. et al. (2016).

gen Prozess, bei dem die affektiven Regulierungen von Patient und Therapeut ineinander greifen und nonverbale Verhaltensweisen eine zentrale Rolle spielen.

Sensibilisierung auf nonverbale Prozesse der Affektregulierung

Unser Ansatz der Verhaltensbeobachtung ermöglicht es, Prozesse und Techniken der alltäglichen therapeutischen Arbeit empirisch begründet zu beschreiben und zu verstehen.[26] Prozesse der Übertragung und Gegenübertragung, die sich üblicherweise auf subjektive Beschreibungen des emotionalen Erlebens des Therapeuten beschränken, können durch objektive Beschreibungen des tatsächlichen interaktiven Verhaltens konkretisiert und expliziert werden. Mit Hilfe dieser Forschungsarbeiten zur Affekt- und Beziehungsregulierung können wir nachvollziehen, wie ein Gegenübertragungsgefühl im Therapeuten entstehen kann und wie er so zu Wissen über unbewusste Prozesse beim Patienten kommt.[27] Wie unsere Mikroanalysen gezeigt haben, spielen dabei die sehr schnellen und meist unbewusst ablaufenden mimischen Austauschprozesse wie Lächeln und Lachen eine wichtige Rolle. Eine psychotherapeutische Ausbildung sollte demnach nicht nur ein Augenmerk auf das Training produktiver verbaler Interventionen legen, sondern ebenso auf nonverbale interaktive Prozesse der Affektregulierung. Damit ist allerdings nicht gemeint, Lächeln und Lachen oder Blickverhalten gezielt und bewusst einzusetzen, da dies vom Gegenüber schnell als nicht authentisch und manipulativ wahrgenommen werden könnte, sondern Therapeutinnen und Therapeuten für wichtige unbewusste Prozesse zu sensibilisieren.[28]

---

26 Widmer, C. (2018).
27 Widmer, C. (2018).
28 Kainz, G. (2018).

Literatur

Apter, Michael J. / Smith, Ken P. C. (1977): Humor and the theory of psychological reversals. In: A. J. Chapman / H. C. Foot (Hg.). It's a funny thing, humor. Oxford: Pergamon Press.

Bänninger-Huber, Eva (1992): Prototypical affective microsequences in psychotherapeutic interaction. In: Psychotherapy Research 2 (4), 291–306.

Bänninger-Huber, Eva (1996): Mimik – Übertragung – Interaktion. Die Untersuchung affektiver Prozesse in der Psychotherapie. Bern: Huber.

Bänninger-Huber, Eva (2014): Übertragung und Gegenübertragung in Verhaltenstherapie und Psychoanalyse. In: Psychotherapeut, 59 (3), 206–211.

Bänninger-Huber, Eva (2015): Interaktive Beziehungsmuster und psychotherapeutischer Prozess. In: I. Sammet / G. Damman / G. Schiepek (Hg.): Der Psychotherapeutische Prozess. Forschung für die Praxis. Stuttgart: Kohlhammer.

Bänninger-Huber, Eva / Gruber, Verena (2010): Laughter as a means of emotion regulation. In: A. Freitas-Magalhães (Hg.): Emotional expression: The brain and the face. Porto: University Fernando Pessoa Press.

Bänninger-Huber, Eva / Rauber-Kaiser, Susanne (1989): Die Differenzierung verschiedener Lächeltypen: FACS-Codierungen und Einschätzungen. Eine Untersuchung zur Eindrucksbildung. Schweizerische Zeitschrift für Psychologie, 48 (1), 21–24.

Bänninger-Huber, Eva / Monsberger, Sabine (Hg.) (2016): Prozesse der Emotionsregulierung in psychoanalytischen Langzeittherapien. Innsbruck: innsbruck university press.

Benecke, Cord (2014): Klinische Psychologie und Psychotherapie. Stuttgart: Kohlhammer.

Bettighofer, Siegfried (2010): Übertragung und Gegenübertragung im therapeutischen Prozess. Stuttgart: Kohlhammer.

Bock, Astrid / Huber, Eva / Becker, Irene / Mintrop, Anna / Bänninger-Huber, Eva (2016): Nonverbale Synchronisierungsprozesse in der Psychotherapie. In: E. Bänninger-Huber / S. Monsberger: Prozesse der Emotionsregulierung in psychoanalytischen Langzeittherapien. Innsbruck: innsbruck university press.

Campos, Joseph J. / Stenberg, Caroline (1981): Perception, appraisal, and emotion: The onset of social referencing. In: M. B. Lamb / L. R. Sherrod (Hg.): Infant social cognition: Empirical and theoretical considerations. Hillsdale, NJ: Erlbaum.

Darwin, Charles (1872): The expression of the emotions in man and animals. London: John Murray.

Eibl-Eibesfeldt, Irinäus (1978): Grundriss der vergleichenden Verhaltensforschung. München: R. Piper & Co.

Ekman, Paul (1985): Telling lies. New York: W.W. Norton.

Ekman, Paul (1988): Gesichtsausdruck und Gefühl. 20 Jahre Forschung von Paul Ekman. Paderborn: Junfermann.

Ekman, Paul / Friesen, Wallace (1969): The repertoire of nonverbal behavior: Categories, origin, usage and coding. In: Semiotica 1, 49–98.

Ekman, Paul / Friesen, Wallace (1975): Unmasking the face. Englewood Cliffs: Prentice Hall.

Ekman, Paul / Friesen, Wallace. V. / Hager, Joseph C. (2002): The Facial Action Coding System (FACS): A technique for the measurement of facial action. Palo Alto, CA: Consulting Psychologist Press.

Flückiger, Christoph / Del Re, Aaron C. / Wampold, Bruce E. / Horvath, Adam O. (2018): The alliance in adult psychotherapy: A meta-analytic synthesis. In: Psychotherapy 55(4) 316–340.

Freud, Sigmund (1913): Zur Einleitung und Behandlung. Gesamtwerk (Band 8), 453–478.

Horvath, Adam O. (2005): The therapeutic relationship: research and theory. In: Psychotherapy Research 15, 3–7.

Huber, Eva / Ahrends, Lea / Plosz, Valerie / Götsch, Sigrid / Hausmeister, Stephanie / Bänninger-Huber, Eva (2016): Prototypische Affektive Mikrosequenzen in der Psychotherapie. In: E. Bänninger-Huber / S. Monsberger (Hg.): Prozesse der Emotionsregulierung in psychoanalytischen Langzeittherapien. Innsbruck: innsbruck university press.

Kainz, Günther (2018): Schließt die Mikroanalyse nonverbalen Verhaltens eine Erklärungslücke im psychotherapeutischen Diskurs? Eine Chance. In: E. Huber / D. Kratzer / B. Juen (Hg.): Mimik-Emotion-Interaktion. Festschrift für Eva Bänninger-Huber. Innsbruck: Studia Universitätsverlag.

Klinnert, Mary D. / Campos, Joseph J. / Sorce, James F. / Emde Robert N. / Svejda, M. (1983). Emotions as behavior regulators: social referencing in infancy. In: R. Plutchik / H. Kellermann (Hg.): Emotion. Theory, Research, and Experience: Emotions in early development. New York: Academic Press.

Krause, Rainer (2012): Allgemeine psychodynamische Behandlungs- und Krankheitslehre. Stuttgart: Kohlhammer.

Kurtz, Laura E. / Algoe, Sara B. (2015): Putting laughter in context: Shared laughter as behavioral indicator of relationship well-being. In: Personal Relationships 22 (4), 573–590.

Lorenz, Konrad (1963): Das sogenannte Böse. Wien: Borotha-Schoeler.

Provine, Robert (2000). Laughter: A Scientific Investigation. New York: Penguin.

Ramseyer, Fabian / Tschacher, Wolfgang (2014): Nonverbal synchrony of head- and body-movement in psychotherapy: different signals have different associations with outcome. In: Frontiers in Psychology 5, 1–9.

Streeck, Ulrich (2009). Gestik und die therapeutische Beziehung. Über nichtsprachliches Verhalten in der Psychotherapie. Stuttgart: Kohlhammer.

Widmer, Christine (2018). Gegenübertragung als Erkenntnisinstrument: Was Kliniker von der Emotions- und Interaktionsforschung lernen können. In: E. Huber / D. Kratzer / B. Juen (Hg.): Mimik-Emotion-Interaktion. Festschrift für Eva Bänninger-Huber. Innsbruck: Studia Universitätsverlag.

(Sich) begegnen und wachsen – zu einigen Details therapeutischer Dialoge

Michael B. Buchholz

Einführung – Veranderung

Das reflexive „sich“ habe ich bei der Formulierung meines Beitragstitels mit Bedacht in Klammern gesetzt. Das hat seinen Grund in der These, die ich gleich zu Anfang formulieren will: Veränderung braucht Verbindung! Veränderung ist nie einseitig; nie gehen wir aus einer Verbindung unverändert hervor. Man könnte deshalb gleich zu Beginn die beiden Worte umstellen und formulieren: Verbindung erzeugt Veranderung. Das ist nicht mit ä, sondern mit a geschrieben; wenn man einem Menschen begegnet und sich auf eine noch genauer zu beschreibende Weise mit ihm oder ihr verbindet – keineswegs nur in der Liebeserfahrung –, dann ist man ein Anderer als der, der man zuvor gerade noch war. Wir vermuten dann, es sei „der Einfluss“ des Anderen, der sich da bemerkbar mache, aber mir gefällt diese Flüssigkeitsmetaphorik nicht. Man stellt sich dabei ungewollt vor, eine solche Beeinflussung könne man rückgängig machen, meist, um „sich“ zu bewahren. Manchmal auch, um sich von den schmutzig einströmenden Flüssigkeiten Anderer wieder zu reinigen. Dabei tut man so, als wäre das „sich“ das Wichtigste, obwohl es es das doch gar nicht ist;[1] man kann es nur eingeklammert ertragen, denn ebenso wie Andere hin und wieder eine Zumutung sind, ist man es für diese doch ebenso.

---

[1] Eine Formulierung von Jean Paul: „Das Ich ist der fremde Geist, vor dem es schauert, der Abgrund, vor dem es zu stehen glaubt; und bei der Theaterversenkung ins unterirdische Reich sinkt eben der Zuschauer, welcher sinken sieht.“ Paul, J. (1975), § 5, 45.

Wie solche Veranderung geschieht, will ich versuchen, etwas aufzuschlüsseln. Ich möchte dazu ein paar Begriffe mit kleinen Beispielen illustrieren, um leichter zu verstehen, worauf ich hinaus möchte. Diese Beispiele sollen verdeutlichen, wie wenig es ist, das zureicht, um uns zu verandern. Wir stoßen so auf eine Weise, wie sich eine Makro-Perspektive (z. B. Narrative) mit einer Mikro-Perspektive (Details der Konversation) verbinden lassen könnte.

Einführende Beispiele – narrativ

Wenn ich jemanden auf der Straße nach dem Weg frage und er mir die entsprechende Auskunft geben kann, verändert sich etwas in meinem Wissen; dazu genügt, was man in der Linguistik „alignment" nennt. Ich übersetze mit „auf einer Linie sein": Ausgerichtet-Sein darauf, dass unsere situativ-lokalen Rollen – Fragender und Antwortender – umstandslos akzeptiert sind. Worte schaffen einfache Verbindung und wenn das mal nicht der Fall ist, kann man das ignorieren. Konversation hat Kognition verändert. Das ist ganz anders bei einer kleinen Szene aus Prousts berühmtem Jahrhundertbuch:

Der junge Marcel trifft seinen Onkel Alphonse auf der Straße und ist so arg unsicher, ob er ihn grüßen soll – und da er so mit der „Suche nach der verlorenen Zeit" beschäftigt ist, lässt er es. Der Onkel ist beleidigt – und bricht die Beziehung ab. Hier ist nichts gesprochen worden, aber dennoch viel passiert. Das Zusammenhangspaar von Gruß und Gegengruß, in der Konversationsanalyse (KA) nennt man das ein „adjacency pair", ist zerfallen und sowas erzeugt ordentlich Gefühle! Linguisten und Sozialpsychologen bezeichnen, was hier berührt wird, als „affiliation". Es gehören nicht nur Worte zusammen, sondern die soziale Dimension, der Zusammenhalt von Personen, ist berührt.

Wenn Liebende im Liebesakt einander sagen, dass sie sich lieben – ändert sich etwas? Sie bestätigen sich, was Psychologen und Linguisten ähnlich bezeichnen: den „common ground“.[2] Das ist kein erworbenes Territorium, sondern bedarf ständiger Aktivität. Weil ihre Körper im höchsten Maße verbunden sind, sagen sie sich etwas, was sie auf eine andere Weise schon wussten, hier schafft die Konversation eine Veränderung noch anderer Art; sie wissen, dass sie es immer wieder zu hören bekommen wollen. Es geht nicht um Wissen, sondern um Schon-verständigt-Sein, das erneut Verbindung sucht – weil sie ahnen, dass ihre Verbindung eben auch immer wieder verstört werden kann. Konversation schafft nicht nur Verbindung, sie kann sie auch zerstören.

Einführende Beispiele – Konversation

Es geht also um den Dreischritt vom Alignment (Ausgerichtet-Sein) zur Affiliation und weiter zum Common Ground. Diese erzählten Beispiele lassen noch nicht erkennen, wie rasend schnell sich das alles abspielt. Deshalb folgen hier Beispiele aus verschrifteten Konversationen; es geht um die Anfänge von Telefonanrufen:[3]

---

[2] Zur Illustration einige Definitionen des „Common ground“: „She accomplishes this by choosing her wording based on their common ground so far, and by collaborating with her partner to reach the mutual belief that he has understood her.“ (Wilkes-Gibbs, D. / Clark, H. H. 1992, 183) Oder: „To presuppose something is to take it for granted, or at least to act as if one takes it for granted, as background information – as common ground among the participants in the conversation“. (Stalnaker, R. 2002, 701) „A canonical source of common ground is joint attention, the unique human practice that fuses perception and inferential cognition … In joint attention, two or more people simultaneously attend to a single external stimulus … But common ground is also there when it is not being signaled or otherwise manifest directly. At a personal level, people's shared experiences are in common ground so long as the interactants know (and remember) they were shared“. (Enfield, N. J. 2013, 189).

[3] Schegloff, E. (2007), 131–34.

1 ((ring))	1 ((ring))	1 (rring))
2 Ava: H'llo:?	2 Cla: Hello::,	2 Nan: H'llo::?
3 Bea: → hHi:,	3 Agn: → Hi:::,	3 Hyl: → Hi:,
4 Ava: Hi:?	4 Cla: Oh: hi:: 'ow are you Agne::s,	4 Nan: HI::.«
Beispiel 1	*Beispiel 2*	*Beispiel 3*

Bei einem Telefonanruf müssen sich Menschen einander vorstellen und sich wechselseitig identifizieren. Das ist viel – die ganze Beziehung kann auf dem Spiel stehen. Im ersten Beispiel meldet sich Ava mit fragend angehobener Stimme und Bea antwortet mit einem einfachen »hi«, das aber charakteristisch moduliert ist: Es ist in der Mitte lautlich intensiviert und wird (angezeigt durch den Doppelpunkt) etwas gedehnt. Es ist eine Äußerung, die klar mitteilt, dass Bea identifiziert sein möchte, ohne dass sie ihren Namen nennen muss. Aber Ava reagiert mit einem gedehnten und erneut fragend angehobenen »Hi:?«. Anrufende grüßen mit solchen minimalen Mitteln, die den Angerufenen als die gemeinte Person in Anspruch nehmen. Im zweiten Beispiel meldet sich Clara mit einem gedehnten »Hello::,«, wobei das Komma die Absenkung der Stimme anzeigt. Agnes sagt nur »Hi::,« – und wird sofort mit einem »response cry« (»Oh:«)[4] begrüßt, d. h., sie wird erkannt und mit Namen angesprochen. Das dritte Beispiel zeigt diesen Vorgang noch knapper: Nachdem Nancy sich mit »H'llo::?« und Frageintonation gemeldet hat, reagiert Hylarie mit »Hi:,« ohne jede markante Intonation und Nancy lässt nun mit »HI::«, gedehnt gesprochen, sofort erkennen, dass sie weiß, wer da am Telefon ist. Namen werden hier bei der »presentation of self, strictly speaking«[5] gar nicht gebraucht. Es ist die Oberfläche der Artikulationen, die von den Beteiligten gehört und genutzt wird; mit diesen Mitteln regulieren sie ihre Beziehung – und wenn das nicht klappt, müssen rasche

[4] Goffman, E. (1978); Hepburn, A. / Potter, J. (2012).

[5] Schegloff, E. (2007), *Überschrift.*

Reparaturen erfolgen. Eine interessante Beobachtung, die ich immer wieder habe machen können, ist, dass Zuschauer, denen ich diese Beispiele zeige, anfangen zu lachen. Sie kennen das nämlich. Man lacht mit, man fühlt mit – obwohl die hier in Rede stehenden Personen nur mit anonymisierten Namen bekannt sind. Ich ziehe daraus den Schluss, dass es ein schwerer Fehler ist, wenn man die Oberfläche solchen Geschehens geringachtet. Die räumliche Metaphorik, *hinter* der Sprache spiele sich das Wesentliche ab, erzeugt eine Hermeneutik des Verdachts und schlimmer noch, sie verbaut den einzig richtigen methodischen Schritt: sich in die Oberfläche zu vertiefen. Das bestätigt sich am letzten Beispiel dieser kleinen Reihe:

1 ((ring))
2 Reb: H'lo,
2 Art: H'lo,
4 Reb: Hi
5 Art: How you doin
6 Reb: Arthur!
7 Art: Yes:.
8 Reb: H(huh [huh)i hoh

Beispiel 4

Es ist nicht schwer, den Ablauf zu erkennen: Rebekka meldet sich mit abgesenkter Stimme, es gibt einen Austausch von »H'lo«, und mit der Frage von Arthur »How you doin« ist genug mitgeteilt, so dass Rebekka den Anrufenden als Arthur erkennt und mit einem kräftigen Anlaut und akzentuierendem Nachdruck seinen Namen ausruft. Arthur ratifiziert seinen Namen mit »Yes« und Rebekka fängt an zu lachen und nach einer Viertelsekunde (dort, wo die eckigen Klammern stehen) klinkt sich Arthur mit einem resonanten Lachen ein – beide empfinden Freude über das gelungene kleine Erkennungsspiel, das man in psychoanalytisch-entwicklungspsychologischer Sicht vielleicht als das bekannte »Guck-guck-da-da«-Spiel identifizieren kann. Das kindliche Vergnügen ist noch in der alltäglichen Art, sich am Telefon zu begrüßen, präsent, ohne dass wir von Regression oder Infantilismen sprechen müssen. Es gibt eine Kontinuität der Konversation in den Rhythmen und in den affektiven Resonanzen. Wenn man sich in die Oberfläche vertieft, versteht man, „wie" es von den Beteiligten „gemacht" wird. Eine riesige Fülle an Information in wenigen Details regelt nicht nur Wissen, sondern verbindet affiliativ. Es gibt Formen, Funktionen und „Sequenzialität“; wir erleben Affekte, obwohl wir nichts über die Personen wissen. Aber was wir erkennen sind Situationen und mit ihnen verbundene Erwartungen. Und als Beteiligte erwarten wir, dass der Andere seinerseits solche Erwartungen ausbildet, so dass man sagen könnte, wir folgen Erwartungserwartungen und diese regulieren unsere Koordinationskoordinationen. Das merkt man immer dann, wenn diese gestört werden.

Ein therapeutischer Auftakt

Schauen wir uns einen therapeutischen Gesprächsauftakt an. Drei probatorische Sitzungen haben stattgefunden; Zustimmung zur Audioaufzeichnung ist gegeben. Die Patientin kommt und sagt:

P: [Na ich seh schon Sie ham (.) das Mikrophon schon aufgebaut;
[starkes Rascheln]
T: JA:,! >H H<
(- - -) ((starkes Rascheln))
P: hat ich schon wieder vergessen°=
T ....=Ja.
(4.8)
((Papiergeraschel))
T. ↑ Ja (1.3) ((Rascheln hört auf))

Beispiel 5

Dieses Beispiel ist anders als die Telefonbeispiele. Die Patientin bezieht sich mit einem „teaser“ („Na“) auf die Therapeutin, dann auf ein Objekt der gemeinsamen Wahrnehmungswelt (den Aufbau des Mikrofons), das beide sehen können. Wir haben es mit einer triadischen Struktur zu tun, die Grundstruktur der „joined attention“, von der Enfield[6] in der obigen Fußnote sprach. Mit diesem Hinweis auf etwas Drittes in der gemeinsamen Wahrnehmungswelt beginnen viele Interaktionen und das ist sinnvoll, denn so kann man sich versichern, in einer gemeinsamen Welt („common ground“) zu

6 Vgl. Enfield, N. (2013).

sei. Dazu müsste der „teaser" freilich resonant beantwortet werden, was jedoch durch die harsche und laute, non-affiliative Reaktion der Therapeutin ausgebremst wird.

Daraufhin schreibt die Patientin sich sehr schnell das Versagen zu, baut mit „schon wieder" einen kleinen Hinweis auf ein Stück Lebensgeschichte ein und die Interaktionsmaschinerie stirbt ab. Es entsteht eine „gefühlt" lange Pause von knapp 5 Sekunden. Das merkt auch die Therapeutin und versucht, mit einem prosodisch hoch ansetzenden „ja" die Maschinerie[7] erneut zu starten. Damit das Gespräch fortfahren kann, braucht es nicht nur Alignment, sondern Affiliation und dies von beiden Seiten. Verbindung sucht Veranderung des Anderen, es geht nie um einseitig ausgerichtete Information; insofern lassen sich therapeutische Gespräche auf keinen Fall mit Worten wie „Intervention" und „Effekt" und den damit verbundenen Modellen untersuchen. Solche Modelle unterschlagen gerade das Wichtigste: die Herstellung von Verbundenheit.

Das CEMPP-Projekt (Conversation analysis of Empathy in Psychotherapy Process)

Das zuletzt gezeigte Beispiel sowie die folgenden stammen aus der Münchner Psychotherapiestudie.[8] Frau Professor Huber hat uns freundlicherweise Tonbandaufzeichnungen zur Verfügung gestellt, damit wir Verhaltenstherapie, tiefenpsychologische Behandlung und Psychoanalyse (jeweils 5 Fälle) miteinander vergleichen konnten. Wir haben Anfangs- und

[7] Der Ausdruck „Gesprächsmaschine" stammt aus Tolstois Roman „Krieg und Frieden". Auf den Anfangsseiten wird beschrieben, wie Anna Pawlowna die Konversationen in den Petersburger Salons in Gang zu halten versucht – wie der Besitzer einer Spinnerei seine Maschinen. Der Linguist Nick Enfield (2006) hat dafür den Ausdruck der „interaction engine" eingeführt – ein Beispiel dafür, dass manchmal die Poeten vor der Wissenschaft kommen.

[8] Huber, D. / Klug, G. (2016).

Beendigungssitzungen transkribiert sowie mittlere Sitzungen. Als eigenes Projekt hat uns die Köhlerstiftung dankenswerterweise finanziert.[9]

Wir verhalten uns als Konversationsanalytiker wie der Botaniker, der verschiedene Exemplare von Schmetterlingen in seine Botanisiertrommel steckt und sie dann auf Größe, Farbgebung, Flügelmusterung etc. hin einordnet und zunächst kein besonderes Interesse dafür hat, wie viele Schmetterlinge einer Sorte in seinem Biotop aufzufinden sind. Das freilich haben wir etwas später durchaus entwickelt; dazu komme ich später noch.

Ein Ergebnis kann ich vorweg mitteilen: in allen Behandlungen findet etwas statt, das keineswegs von vorhandenen therapeutischen Konzepten abgedeckt ist! Theorien können Behandlungspraxis immer nur „informieren", nie determinieren. Praxis muss (!) deshalb von Konzepten erheblich abweichen. Eine solche Praxis kann man wiederum an einem Detail, dem sog. „change of state-token" untersuchen.

Der „change-of-state"-token (CoST)

Gespräche werden eben nicht nur linguistisch gemeinsam ausgerichtet, sondern affiliativ auf Personen. Wir nicken oder äußern sog. „continuer", diese kleinen „hmhm", die den anderen informieren, dass er fortfahren kann und man ihm die Sprecherrolle nicht abstreiten will.

Ich habe sämtliche transkribierten Stunden computerunterstützt mit dem Atlas-Programm[10] evaluiert; dabei macht man vielerlei Beobachtungen. Die erste ist die unterschiedliche Länge der Redebeiträge. Eine typische psychoanalytische

[9] Wir – das sind Marie-Luise Alder, Florian Dreyer und Michael Franzen, Mitarbeiter in diesem Projekt, denen ich sehr für Jahre der Kooperation danken möchte.

[10] Friese, S. (2012).

Behandlungsstunde sieht so aus, dass ein Patient, unterbrochen von einigen Schweigepausen, redet und ein Therapeut ein sog. „token“ von sich gibt, also das, was man reichlich global und ungenau als „Zuhörer-Signale“ oder „back-channels“ bezeichnet: Therapeutische „hms“ eben. Davon gibt es jedoch sehr verschiedene Sorten, von denen ich hier nur drei nenne: das „information-receipt token“ mit dem ein Hörer mitteilt, dass er das Rederecht nicht übernehmen will, aber die Botschaft angekommen ist; davon lässt sich ein „confirmation-token“ unterscheiden, mit dem der Hörer einer Äußerung zustimmt und zuletzt ein „change-of-state-token“, bei dem der Hörer zu erkennen gibt, dass sich sein eigener „state-of-mind“, also etwa das Bild, das er sich vom Patienten gemacht hat, geändert hat; dass er etwas auf eine neuartige Weise versteht und dass er deshalb das Gehörte auf die eine oder andere Weise für „interessant“, für relevant und bedeutsam hält. Letztere hat eine große Bedeutung, weil der Patient erfährt, dass er Einfluss auf seinen Therapeuten (bzw. das Bild, das dieser sich macht) nehmen kann. Das – verandert.

Von einer Erzählung kann man das sog. „Berichtsformat“ unterscheiden. Hierbei wird gleichsam „aktenförmig“ ein Ereignis an das andere gereiht, ohne dass besondere Affektlagen, Stellungnahmen, Relevanzen erkennbar wären. Hier ist ein

(30 sek Schweigen)
P: ((räuspert sich))
(6)
P: ich hab den Tag gestern noch super rumbekommen? (2) ähm (3) ich wüsste nicht, (-) dass irgendwelche Zwangsgedanken noch aufgetaucht sind? (2) weder wo ich jetzt irgendwie nach Hause gefahren bin (2) und dann (2) war ich auch ne Zeitlang zu Hause und ähm (2) dann bin ich mit ner Freundin nach Landsberg gefahren (3) und wir haben da so zwei alte Freunde von uns getroffen und sind 'n bisschen ins Schwimmbad und nachdem das Wetter dann nicht so gut war dann ähm (1,5) (auch n) bisschen so in die Stadt was essen gegangen und dann noch n Eis hinterher und (1,5) ja und ich konnt wirklich richtig gut wieder abschalten (4)

Beispiel 6, Stundenbeginn

Beispiel eines solchen Berichts, es handelt sich um den Anfang einer 28. psychoanalytischen Sitzung.

Das Aktenförmige dieses Berichts wird z. B. daran erkennbar, wie mit „und dann“ immer weitere Elemente angehängt werden, die der Information dienen, aber keine Spannung erzeugen.

Es gab einmal einen deutschen Dichter namens Otto Ludwig (1813–1865), der die „referierende“ von der „scenischen“ Erzählung unterschied. Ist bei referierender Erzählung das Medium lediglich das Ohr, sei es bei der scenischen Erzählung so, dass „durch das Ohr dem Auge“ etwas mitgeteilt werde! Bei der scenischen Erzählung wird also nicht „über“ etwas gesprochen, sondern die Performanz der Erzählung zieht den Leser ins Miterleben. Entdeckt wurde also schon hier eine non-positivistische Empirie, die beschreibt, wie wir „sehen“: mit inneren Sinnen die „Szene“, von der unsere Patienten sprechen. Wir sehen sie, wenn aus dem bloß Berichtenden in den Modus des Szenischen übergegangen wird. Bleiben wir noch einen Moment bei diesem kleinen Abschnitt.

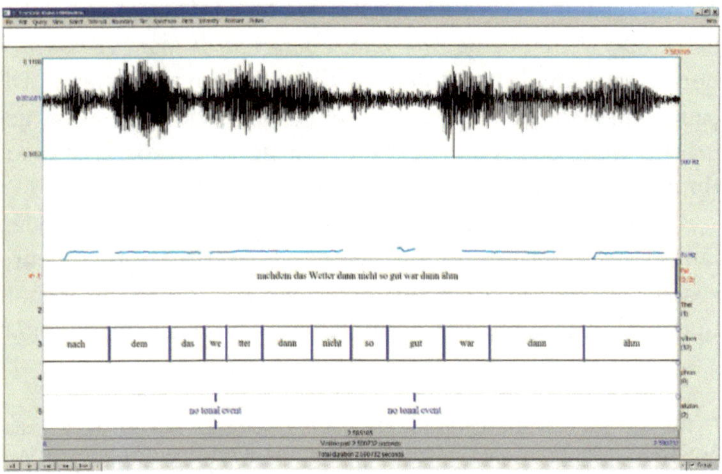

Abbildung 1

Abbildung 1 zeigt das Audiogramm, erstellt mit PRAAT, einer Computer-Software, die für die Analyse von Prosodie bzw. Intonation weltweit genutzt wird. Hilfreich ist dabei, sich klarzumachen, wie Sprechen erzeugt wird. Einmal nämlich durch die Stimmbänder, die wie die Saite eines Instrumentes klingen und dabei Obertöne (sog. Formanten) erzeugen; dann aber auch durch ganz andere Laute, die im Rachen oder mit der anstoßenden Zunge an Zähne erzeugt werden. Deshalb ist die blaue Linie der Formanten hier unterbrochen. Rachenlaute wie „ch“ (im ersten Wort „nach“) oder mit den Lippen erzeugtes „we“ (in „Wetter“) werden nicht aufgezeichnet. Das Programm zeichnet nur die Artikulation der Stimmbänder auf. Die Gesamtlautstärke zeigt die obere Amplitude.

Die Linie der Formanten ist extrem flach, die Sprecherin spricht fast ohne Akzentuierungen, mittels derer wir sowohl Relevanzen als auch Positionierungen erkennen lassen, also das, womit wir im Sprechen Affekte modulieren. Das fehlt in diesem Abschnitt weitgehend und passt zu der klinischen Beurteilung, dass wir es hier mit einer zwangsneurotischen Patientin zu tun haben, die vom Abwehrmechanismus der „Affektisolierung“ Gebrauch macht. Sie teilt Informationen mit, nicht aber Affekte; sie *referiert*, aber *erzählt* nicht *szenisch* – und das macht Zuhörern eine affiliative Reaktion schwer. Uli Reich und ich haben darüber eine detailreiche Analyse gemacht, weil uns beeindruckt hat, wie geschickt die Therapeutin eine Affiliation dann doch zustande bringt.[11]

Das nächste Beispiel (folgende Seite) ist nur 14 Sekunden lang. Es stammt aus der 15. Minute eines dritten therapeutischen Gesprächs. Bis dahin hatte die Patientin sehr lebhaft und mit hoher Sprechgeschwindigkeit von den Schwierigkeiten

---

[11] Ausführlich beschrieben in Buchholz, M. / Reich, U. (2015). Zum ersten Mal ist hier gelungen, die klinische Beobachtung der zwangsneurotischen Abwehr durch sog. „Affektisolierung“ durch linguistisch-phonologische Beobachtungen zu untermauern.

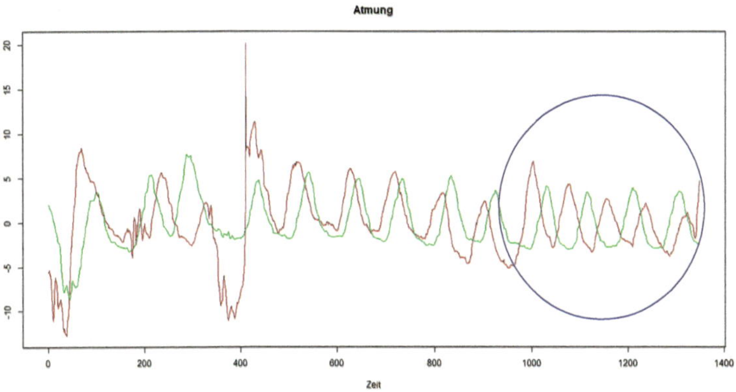

Abbildung 2

während ihrer Schulzeit auf einem katholischen Internat erzählt; die Lehrer waren so streng! Man durfte selbst im Sommer nur mit langärmligen Blusen kommen, sonst wurde man nach Hause geschickt; die Schülerinnen untereinander waren intrigant und „stutenbissig". Sie spricht mit lauter Äußerungen, die von kurzen Pausen unterbrochen sind, bei denen die Patientin den Therapeuten anblickt – und einen „change-of-state-token" erwartet. Aber der Therapeut bleibt unbewegt und stellt eine nächste Frage, z. B. ob sie das selbst erlebt habe? „Was?" – ist die irritierte Antwort der Patientin, denn das hatte sie doch gerade erzählt! So geschieht es in diesen ersten ca. 14 Minuten des Gesprächs immer wieder; der Therapeut bekundet kontrolliert Interesse an den lebhaften Erzählungen seiner Patientin, aber man merkt rasch, er möchte sie mit Fragen weglenken von den äußeren Geschehnissen hin zu ihrem „inneren Erleben". Das erklärt er ihr schließlich in der 14. Minute und fügt noch an, dass sie ja sehr lebhaft erzählen könne, solange er das Gespräch mit seinen Fragen anrege, und auch dass sie dann recht munter auf die katholische Schule „schimpfen" könne. Diese Beschreibung dessen, was da in der Zusammenfassung durch den Therapeuten bislang geschehen sei, wundert die Patientin und als der Therapeut sie auffordert, mehr von ihrem „Innenleben" zu erzählen, fragt sie mit leichtem Kopfschütteln: „Wie?", blickt zu Boden und schweigt.

Florian Dreyer hat nun eine Methode entwickelt, die Atmungshebungen und -senkungen kurz unterhalb des Kehlkopfs von beiden Sprechern auf dem Video zu messen und das Ergebnis ist die Graphik (Abbildung 2). Man sieht in der großen Bewegung, dass die Patientin den Kopf senkt (rote Linie), während der Therapeut immer weiter ganz ruhig (grüne Linie) ein- und ausatmet. Beide atmen, ganz leicht zeitversetzt in großer Synchronie ein und aus – aber an der mit dem blauen Kreis markierten Stelle gerät die Atem-Synchronie in eine Synkope. Waren bis dahin beide gleichzeitig mit ihren Atemzügen „oben" und „unten", „stolpert" dieser Rhythmus nun: während der Therapeut „oben" ist, ist hier die Patientin „unten" und umgekehrt.

Was war passiert? Wir haben die Videoaufzeichnung genau analysiert und konnten feststellen, dass kurz vor dieser Stelle des gemeinsamen Schweigens die Patientin dem Therapeuten einen Blick zuwarf – kein Wunder; sie hatte auf ihre letzte Frage keine Antwort bekommen und blickt den Therapeuten nun an, ob von ihm etwas „komme"? Wie es weitergehe? Da der Therapeut schweigt, dehnt sich die Pause auf über eine Minute aus. Das ist für therapieunerfahrene Menschen gefühlt eine sehr lange Pause. Und sie *erzeugt* die Initiativlosigkeit, die der Therapeut der Patientin als eines *ihrer* Probleme angedeutet hatte.

Hier geschehen also in mehrfacher Hinsicht bedeutsame Dinge. Diese Analyse zeigt, dass die Physiologie der Atmung eine *abhängige* Variable ist, die von der Interaktion (dem zugeworfenen Blick) gesteuert wird. Wir wissen von anderen Untersuchungen,[12] dass ein hoher Grad an Synchronie nicht mit einer „guten Beziehung" einhergeht. Menschen, die sich

---

[12] Vgl. Jaffe, J. et al. (Hg.) (2001).

sehr wenig kennen, verhalten sich hinsichtlich ihrer Atmung, Kopfnicken, Sprechrhythmen, Lachen genauso synchron wie Menschen, die sich sehr gut kennen; auch die Liebeserfahrung ist hochgradig von synchronen Rhythmen bestimmt. „Gute Beziehung“ heißt wahrscheinlich hinsichtlich rhythmischer Synchronie, dass man sich Spielräume gegenseitig gewährt – gerade, weil man sich schon kennt.

Wir waren froh, etwas gefunden zu haben, denn der Therapeut hatte uns in großer Aufrichtigkeit dieses Gespräch, das er vor über 15 Jahren geführt hatte, zur Verfügung gestellt, besonders mit der Bitte, ob wir herausfinden könnten, was da „schiefgelaufen“ sei. Das ist ein großer Vertrauensbeweis und wir können seine Frage beantworten: Was in dieser Sitzung zu sehen ist, war die klassische Haltung der Neutralität, die man damals Therapeuten beigebracht hatte. Mittlerweile ist klar, dass solche Neutralität auf die meisten Patientinnen und Patienten eher irritierend wirkt.

Die hier analysierte Neutralität ist nicht das Gegenstück von Anteilnahme, sondern deren aktiver Entzug. Das jedoch ist gar nicht neutral. Was der Patientin verweigert wurde, waren „change-of-state“-tokens, also kleine, kopfschüttelnde Äußerungen der Stellungnahme zu den Schilderungen der Patientin, wie sehr sie sich im Internat zu Unrecht drangsaliert gefühlt haben muss. Das sind die „change-of-state“-tokens, die zeigen, dass man die Positionen seines Gegenübers zuhörend teilt, dass man sich über erlittene Ungerechtigkeiten zutiefst wundert oder gar empört ist – ohne diese Stellungnahmen aufdringlich werden zu lassen. Die Haltung des Therapeuten sollte „unaufdringlich“ und zugleich anteilnehmend sein, so hatte der Psychoanalytiker Michael Balint (Balint, 1964) formuliert.

Warum sind die „CoSt“ eigentlich so wichtig? Sehen wir uns einmal die Verhältnisse an, wenn jemand etwas erzählt. Finnische Autoren[13] haben beide Sprecher, Erzähler und Hö-

[13] Peräkylä, A. et al. (2015).

rer, verkabelt. Bei beiden wurde Herzfrequenz und psychogalvanische Reaktion (Veränderung der elektrischen Leitfähigkeit an Fingern) als Maß der Erregung genommen. Diese Maße zeigen nun etwas sehr Interessantes.

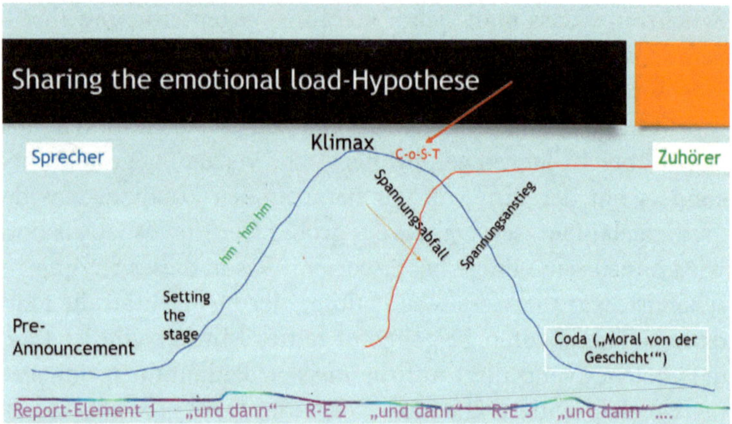

Abbildung 3

Auf der unteren Linie ist das *Berichten* eingezeichnet, es besteht aus seiner Aneinanderreihung von Report-Elementen durch Wendungen wie „und dann". Hier bleibt alles emotional „flach". Wenn wir hingegen *erzählen*, fangen wir meist mit einem kleinen „pre-announcement" an: „Soll ich dir mal erzählen, was mir gestern Blödes passiert ist?" Damit sichert man die Aufmerksamkeit des Zuhörers und teilt mit, welche emotionalen Reaktionen man erwartet. Dann bereitet man die Bühne vor („Ich bin da gestern so auf der Straße …") und dann geht's weiter auf den narrativen Höhepunkt zu. Dieser spannungsvolle Berganstieg ist von vielen „continuern" (hmhm) des Zuhörers begleitet. Auf dem Höhepunkt aber, wenn ein Maximum narrativer Spannung erreicht ist, muss (!) ein „change-of-state-token" kommen, ein Zeichen dafür, dass sich durch die Erzählung der emotionale und epistemische Zustand des Hörers verändert hat; er weiß jetzt etwas und er weiß es anders. Er oder sie ist verandert. So entsteht Affiliation: Herzfrequenz und psychogalvanische Hautreaktion steigen beim Sprecher mit der Erzählung an; wenn dann der CoST kommt, fällt die Spannung des Sprechers schlagartig ab und die des Zuhörers nimmt zu! Die emotionale Last wird geteilt, die Rede, dass Therapeuten manchmal etwas „mitzutragen“ haben, bekommt einen guten Sinn.[14] Wieder steuert die Interaktion die körperliche Reaktion!

Die weitere Beobachtung ist: wenn eine solche affiliative Reaktion *nicht* kommt, dann wiederholen Erzähler Teile ihrer Geschichte nochmal, so wie auch Vortragende repetieren, wenn sie keine Resonanz aus dem Publikum bekommen, Interviewte antworten zwei- bis dreimal dasselbe und so tun es Patienten auf der Couch eben auch, und auch die Patientin aus obigem Beispiel, die abgebrochen hat. Hier eine positive affiliative Reaktion aus einer psychoanalytischen Anfangssitzung:

Ein change-of-state-token (Z 63 und 66) hat eine bestimmte *Form*: es ist zweigipflig, hat einen charakteristischen Rhythmus und fällt zum Ende hin (durch das Komma angezeigt) etwas ab, während es meist etwas erhöht einsetzt.

Es hat eine *Funktion* für die Gesprächssteuerung; der Hörer kann so zeigen, wie genau er der narrativen Spannungssteigerung des Sprechers bis zur Klimax folgt, und auf diesem Höhepunkt der Erzählung kommt das token – es hat

62 P: das wa:rn (-) ne ganz große: (-) Entlastung;
63 T: mh=[hm,]
64 P: [°so] als wie so als wär mir ein Felsblock vom Herz [gefallen;°]
66 T: [°ah=ha°,] .h des AUSSPRECHEN zu können;
67 P: mh=hm,
68 T: mh=hm;
69 (- -)

Beispiel 7

[14] Krach, S. / Paulus, F. / Bodden, M. / Kircher, T. (2010).

auch einen sequentiellen Ort.[15] Die Prosodie ist meist zurückgenommen und leise. Hier formuliert der Therapeut genau (Zeile 66) und empathisch mit einem Halbsatz, was er – mit etwas erhöhter Lautstärke – verstanden hat. Und für die sequentielle Abwicklung ist nicht untypisch, dass beide sich dann noch einmal mit Austausch eines solchen token ihrer „gleichschwingenden Erfahrung", wie das Linguisten genannt haben,[16] versichern. Dann folgt eine Mikropause von etwas weniger als einer Sekunde und einer der Sprecher fährt fort. Die gleichschwingende Erfahrung geht auch semantisch-inhaltlich weiter; der Therapeut kann ja die Schilderung des Patienten in Zeile 66 *vervollständigen*. Die Produktion einer solchen ko-konstruierten Äußerung[17] zeigt, dass beide sich im Moment in einer gemeinsamen imaginativen Welt befinden. Kleine Dinge haben große Wirkung, so wie der Flügelschlag des Schmetterlings.

Andere kleine Partikel

In gut laufenden psychoanalytischen Behandlungen sind solche Sequenzen nicht so selten, über viele Transkriptseiten hinweg geschieht (in dieser Hinsicht) wenig anderes. Auch andere[18] haben Redemengen von Therapeuten am Material der Münchner Studie ausgewertet und kommen zu einem ähnlichen Befund: in VT (Verhaltenstherapie) stammen ca. 80 % der Redezeit vom Therapeuten, in PA (Psychoanalyse) sind es 20 % und bei TP (Tiefenpsychotherapie) liegt es irgendwo dazwischen.

Schaut man sich eine verhaltenstherapeutische Konversation einmal an, merkt man sofort, wie sich die „Zuhörersig-

---

15 Heritage, J. (1984).
16 Gotsbachner, E. / Mroczynski, R. / Ziem, A. (2015).
17 Hutchins, E. / Nomura, S. (2011).
18 Huber, D. / Schmuck, A. / Kächele, H. (2012).

nale“, *wenn sie von Patienten stammen*, völlig anders verhalten. VT-Sitzungen haben eine bestimmte großflächige Struktur: während des ersten Drittels hören Verhaltens-Therapeuten zu und entfalten sparsame, explorative Aktivitäten. Im letzten Drittel der Stunde allerdings nehmen VT-Therapeuten das Heft in die Hand. Hier ein Ausschnitt aus einer mittleren Sitzung einer VT-Behandlung; die Patientin leidet unter ihrem Tinnitus und die Therapeutin hat ihr Entspannungsmethoden empfohlen; die Patientin schildert, dass sie ihr wenig geholfen haben. Die Therapeutin versucht ihr zu verdeutlichen, dass man sich solche Methoden ja auch erst einmal etwas länger zu eigen machen müsse:

786 P: =ALSO WEI:L vielleicht in der Zei:t (.) einfach auch die Hilfe .hh in dem Fall nicht so da: wa:r, >vielleicht weil ich mich vielleicht selber jetzt zurückgezogen hab< [un:d
787 T: [mhmh
788 P: >des nicht wollte oder nich< (–) zulassen konnte (–)
789 T: °was wäre also j↑etzt richtig?° (–)
790 P: HHH(H)E das ich=das: zulassen kann? HH(H)E (-) mhm=
791 T: =das einfach versuchen auszuhalten und zu tschauen da passiert nichts ganz im Gegenteil.
792 P: mhmh; (-)
793 T: °°mh°° (1.7) DAS WÄRE EIGENTLICH angesa:gt ne?=
794 P: =mhmh
795 (–) ((Bewegungsgeräusch, Klappern))
796 T: schau:en wie (.) geht's mir damit, (–) und was passiert mit mir woran muss ich denken wie fühl ich mich (-) .h wenn ich <Verantwortung abgebe.> ()
797 P: mhmh (.)

Beispiel 8

In Z 789 äußert die Therapeutin eine Frage, die erkennen lässt, dass sie die richtige Antwort selbst schon weiß. Dieser Fragetyp ist für pädagogische Situationen charakteristisch. Das kleine angehängte „ne?“ in weiteren Fragen, mit dem Ungeübte meist nichts anzufangen wissen, bestätigt das. Die therapeutische Situation ist mit Pädagogik „kontaminiert“. Solche „tags“ haben keinen semantischen Sinn, wohl aber einen pragmatischen interaktionssteuernden Effekt; mit ihnen fordert man den anderen im Gespräch zu Zustimmungsäußerungen auf. Die Wirkung dieser „sweet little nothings“ ist stark, sie zeigen die Erwartung an, dass es zu einer Zustimmung kommen soll, zu einem Alignment, zu einer gleichsinnigen Ausrichtung. Aber manchmal sind damit auch kleine Machtfragen verbunden, etwa wenn solche tags im pädagogischen Modus verwendet werden. Die Patientin zieht sich sofort auf minimalistische Äußerungen zurück – aber das sind keine CoSTs, sondern lediglich „continuer“, die der Therapeutin zeigen, dass sie (die Patientin) noch dabei ist, aber nichts zu sagen vorhat. Erstaunlich, wie schnell sich das Gespräch „invertiert“: Die Therapeutin übernimmt es, in Ich-Form (Zeile 796) zu sprechen, als wäre sie die Patientin, und da sie gleichsam beide Partien spielt, drängt das die Patientin weiter aus dem Gespräch, sie bleibt bei ihrem Minimalismus.

Es geht nun unmittelbar im Kasten von Beispiel 9 weiter:

Hier startet T sogar mit einem solchen „tag“, fordert also die bislang ausgebliebene Zustimmung von P vorweg ein. Wir finden solche „tags“ ein zweites Mal in 798, dann in 802, 804, 806 und schließlich in 810 ein alleinstehendes „oder?“, wie es in der Schweiz häufig ist. Ab 798 fährt die Therapeutin fort in der Weise, die man in der Konversationsanalyse als „positionalen Shift“ bezeichnet; sie übernimmt die Ich-Perspektive ihrer Patientin – und bestreitet das Gespräch damit allein. Schon wegen dieses Perspektivenwechsels können die Tokens von P keine change-of-state-tokens sein; sie würde ja – sich selbst zustimmen, wenn wir für den Moment unterstellen, dass T Ps Position angemessen wiedergäbe. Überrascht könnte P auf keinen Fall sein.

Es gibt aber noch einen anderen Grund dafür, dass es sich hier nicht um „change-of-state-tokens“ handelt. Sie kommen an der falschen Stelle, nicht beim Höhepunkt des Zuhörens, sondern davor, z. B. 799. Die Patientin dokumentiert nicht ei-

798 T: ne? (1) hilft mir das: oder verunsichert mich das nu:r wie lange (.) braucht das bis ich daraus auch wirklich Nutzen ziehen kann oder .hh mich das stä::rkt und ich merke .hhh Verantwortung abgeben (-) ist was G↑utes! (–) ne? das bedeutet nicht K↑ind sein oder unselbständig sein [sondern auch
799 P: [mh:mh:;
800 T: .hhh (–) wichtige HILFE ANNEHMEN können! (.)
801 P: mhmh
802 T: das bedeutet ja auch Beziehung! (-) ne?=
803 P: =mhm (–)
804 T: sich zurücklehnen °und zu sagen° ((tritt kurz auf)) .hhhh (-) ACH tut das gu:t ne?
805 P: [mhmh]
806 T: [das mal] jemand für mich:: da: ((tritt kurz auf)) ist ne?=
807 P: =mhm=
808 T: =°>und eben< nich::: nicht immer für irgend jemand glauben da sein zu müssen und immer alles glauben .hhhh im Griff °haben zu müssen.° (-)
809 P: M[HMH:
810 T: [oder?
811 (–)
812 P: mhm,
813 (2.3)
814 P: JA was mach ma da °jetzt n↑och?° (h)e

Beispiel 9

nen neuen „Zustand", sondern forcierte Zustimmung. Das in diesem Abschnitt letzte „tag" in 811 wird mit einer Mikropause beantwortet, nach einem kurzen „token" folgt eine Pause von zwei/drei Sekunden und P stellt eine Frage, die man als provokanten Themenwechsel auffassen könnte. Die Therapeutin versucht, die Patientin dazu zu bewegen, Entspannungsübungen gegen den Tinnitus zu akzeptieren. Aber die Patientin ist nicht überzeugt; sie hat eine andere Auffassung von ihrem Tinnitus. Sie weiß, dass der Tinnitus kommt, wenn sie z. B. Musik gehört hat, was sie sehr gerne tut. Daraufhin formuliert sie, dass sie dann eben ihre Buße nehmen müsse. Sie fasst den Tinnitus als Strafe auf. Sie selbst gibt dem Tinnitus eine solche Bedeutung. In diesem Gespräch

815 T: °°ja°° hh (–) °hmhm° (1.3) okey (–) äh diesen Zusammenhang zwischen:: Sie haben's ja schon selbst das letzte mal ges↑agt .hh (–) dass Ihnen (-) klAR ist dass der Tinnitus natürlich auch im Zusammenhang °mit Ihrer sonstigen psychischen Belastung steht!° (-)
816 P: mhmh; (–)
817 T: ä:::hm wie klar ist Ihnen das für den Alltag?
818 (1.4)
819 P: JA ICH (-) kOMm scho:n immer wieder mal in so ne Situation [rei::n] und dann
820 T: [°mhm°]
821 (-)
822 P: versuch ich mir halt (.) ziemlich schnell bewusst zu machen (–) ALSO:: dass ich halt (-) da mich nicht reinsteigern sOll °und versuchen° sollte mich irgendwie abzulenken,=
823 T: =°mhm,° (-) °mhm;°=
824 P: =also ich mei::n's (–) °jetzt ist er übrigens grad da!° CH(H)E [(H)E(H)E]
825 T: [(H)E(E)E] .hh
826 P: Ä::HM::
827 T: Sie haben (.) unterschiedlich auf beiden Ohren ja? (-)
828 P: ja:; (.) ALSO jETzt KAM GRAD so ein: (–) si:::::; (-) Aber nur ganz kurz! manchmal gibt's ja des °dass des° Ohr so: (.)
829 T: pieckst!=
830 P: =wie so verschließt's [dass man dann]
831 T: [WIE HEISST] denn des?

Beispiel 10

kommt es nun wieder direkt anschließend zu einer sehr interessanten Episode (Beispiel 10).

Die Patientin produziert, was Sandor Ferenczi, zu der ersten Generation von Freud-Schülern gehörend, eine passagere Symptombildung genannt hatte.[19] Ferenczi war aufgefallen, dass manchmal Patienten in der Stunde Kopfschmerzen bekommen oder auch Blähungen, Schwindel oder Übelkeit; Ferenczi hatte damals schon geraten, der Analytiker solle genau darauf achten, was *vorher* zwischen beiden geschehen sei. Wendet man den Vorschlag zu einer solchen Behandlungs-

[19] Ferenczi, S. (1927 / 1984).

technik hier einmal an, dann könnte ein Psychoanalytiker der Therapeutin hier empfehlen zu sagen: „Ah! Da haben Sie gerade Ihren Störsender eingeschaltet!" Und dann darauf Bezug nehmen, was vorher zwischen beiden geschehen ist, und also sagen: „...weil *ich* zu viel auf Sie eingeredet habe". Auf diese Weise würde dem Körper für die Begegnung ein Mitspracherecht eingeräumt; der Tinnitus müsste nicht länger *bekämpft* werden.

Damit soll *nicht* behauptet werden, dass Tinnitus *generell* so zu erklären sei. Allerdings – die aktuelle Tinnitus-Symptomatik *dieser* Patientin in *dieser* Gesprächssituation würde so kommunikativ in den Bereich der Selbstwirksamkeit der Patientin eingerückt, und zwar so, dass der Tinnitus kommunikatives Mitspracherecht erhält; er „stört" nicht, weil er wie eine Blähung oder ein Kopfschmerz als „embodied conversation" aufgefasst und so angesprochen würde, dass eine Verbindung zu ihm in Aussicht gestellt werden kann. Dieses Beispiel illustriert aber noch mehr.

Eine schließende Bemerkung

Ich möchte an dieser Stelle etwas Grundsätzliches anmerken.

Die traditionelle Unterscheidung zwischen hermeneutischer Auslegung und medizinisch-technischer Intervention in der Psychotherapie hat einen kaum zu überschätzenden Einfluss in den sog. „Psychotherapy Wars"[20] gehabt. Das Beispiel zeigt, wie diese ermattete, aber unbewältigte Kontroverse überwunden werden könnte – indem die Unterscheidung zwischen medizinisch-technischem und hermeneutischem Modell durch eine dritte Dimension erweitert wird: Konversation-in-der-Begegnung.

[20] Woolfolk, A. (2015).

Ich finde dazu folgende Vorstellung hilfreich. Auf den meisten Münzen ist auf der einen Seite eine Zahl, auf der anderen ein Bild zu sehen. Das eine nehme ich als Symbol für die viel geschmähten „Fliegenbeinzähler“, das andere für die Enthusiasten des Bildhaften. Würde man „Szientismus“ und „Hermeneutik“ nicht als unüberwindbaren Gegensatz, sondern als zwei Seiten *einer* Münze auffassen, dann ist es die therapeutische Konversation-in-der-Begegnung, die eine solche metaphorische Münze dynamisch in Bewegung bringt, so dass die Münze stehen und sich dynamisch drehen kann. Gegensätze wie die zwischen dem statischen „Stehen“, also dem Strukturgesichtspunkt, und der dynamischen Bewegung, was die Zeit einschließt, könnten so überwunden und ein vollständigeres Bild des Menschlichen vorgestellt werden. Zugleich würde man erkennen, dass man beides nicht gegeneinanderstellen sollte, weil man es immer nur nacheinander haben kann. Mal die eine, mal die andere Seite. Dies Nacheinander, so wusste schon Freud,[21] lässt sich in der analysierenden Ausarbeitung und Darstellung nicht überwinden, *aber im Vollzug der Konversation in der Begegnung* wird es immer schon überwunden. Denn nur dann kann man ständig *beide* Seiten sehen. Die entsprechende „triadische Epistemologie“ von Hermeneutik, Szientismus und Konversation ist an anderer Stelle ausgearbeitet.[22] Würde die Therapeutin im Tinnitus-Beispiel in der vorgeschlagenen Weise handeln, würde sich die gesamte Situation ändern – der Tinnitus müsste nicht mit Entspannungstechniken bekämpft, der Tinnitus könnte als Mitteilung aufgefasst und damit der „repeated cycle“ des hier dokumentierten Gesprächs unnötig werden. Eine solche,

---

[21] „Wir haben keinen anderen Weg, von einem komplizierten Nebeneinander Kenntnis zu geben als durch das Nacheinander der Beschreibung, und darum sündigen alle unsere Darstellungen zunächst durch einseitige Vereinfachung und warten darauf, ergänzt, überbaut und dabei berichtigt zu werden.“ Freud, S. (1940), 138.

[22] Buchholz, M. (2014); Gödde, G. / Buchholz, M. (2012).

durchaus „kontextuell-hermeneutische" Auslegung des Tinnitus wäre *zugleich* „medizinisch-technische" Intervention nach dem Vorschlag von Ferenczi. Eben durch Konversation würde die strategisch-kommunikative *Position* des Tinnitus im widerständigen Kampf gegen die Therapeutin geändert: er würde in die Konversation der Teilnehmer als relevant aufgenommen und nicht als „Störung" exkommuniziert.

Damit wollte ich meiner tiefen therapeutischen Überzeugung Ausdruck verleihen, dass alles, was in der Psychotherapie auf *Kämpfen* hinausläuft, den Widerstand hervorbringt, den es angeblich beseitigen will. Konversation und ihre Analyse hat ein, wie ich hoffe gezeigt zu haben, höchst praxis-relevantes Potential, über die in der Medizin so sehr vertrauten Einstellung des Kampfes (um das Leben, gegen die Krankheit) hinaus und zu einer Einstellung zu kommen, die in der Psychotherapie förderlicher ist; zu versuchen das Exkommunizierte wieder zu inkludieren. Das hätte dann sogar vielleicht das Potential, uralte Kontroversen wie die zwischen den Hermeneutikern und den Szientisten zu überwinden.

Literatur

Balint, Michael (1964): Der Arzt, sein Patient und die Krankheit. Stuttgart: Klett.

Buchholz, Michael B. (2014): Hermeneutik oder Szientismus? Unterwegs zu einer triadischen Epistemologie. In: Forum der Psychoanalyse 30, 257–274.

Buchholz, Michael B. / Reich, Uli (2015): Dancing Insight. How a Psychotherapist uses Change of Positioning in Order to Complement Split-Off Areas of Experience. In: Chaos and Complexity Letters, 8 (2–3), 121–146. Retrieved from ISSN: 1556–3995.

Enfield, Nick J. (2006): Social Consequences of Common Ground. In: Stephen C. Levinson & Nicholas J. Enfield (Hrsg.): Roots of Human Society: Culture, Cognition and Interaction. Oxford: Berg Publishers, 399–430.

Enfield, Nick J. (2013): Relationship thinking – Agency, enchrony, and human sociality. Foundations of Human Interaction. New York: Oxford University Press.

Ferenczi, Sandor (1927 / 1984): Über passagere Symptombildungen während der Analyse (Passagere Konversion, Substitution, Illusion, Halluzination,

‚Charakterregression' und ‚Ausdrucksverschiebung'). In: S. Ferenczi (Hg.): Bausteine zur Psychoanalyse – Band II: Praxis. 9–37. Frankfurt / Berlin / Wien: Ullstein.

Freud, Sigmund (1940): Abriß der Psychoanalyse. Bd. 17. 63. Frankfurt: S. Fischer.

Friese, Susanne (2012): Qualitative data analysis with Atlas.ti. London: Sage.

Gödde, Günter / Buchholz, Michael. B. (2012): Warum eine Münze weder auf die eine noch auf die andere Seite fallen darf – die beiden Seiten der Psychologie. In G. Gödde / M. B. Buchholz (Hg.): Der Besen, mit dem die Hexe fliegt. Wissenschaft und Therapeutik des Unbewussten. Band 1: Psychologie als Wissenschaft der Komplementarität, 601–660. Gießen: Psychosozial-Verlag.

Goffman, Erving (1978): Response Cries. In: Language 54 (4), 787–815.

Gotsbachner, Emo / Mroczynski, Robert / Ziem, Alexander (2015): Kollaborative Argumentationsstruktur-Konventionen in gesprochenem Deutsch. In: A. Ziem / A. Lasch (Hg.): Konstruktionsgrammatik IV – Konstruktionen als soziale Konventionen und kognitive Routinen, 63–89. Tübingen: Stauffenburg.

Hepburn, Alexa / Potter, Jonathan (2012): Crying and Crying Responses. In: A. Peräkylä / M.-L. Sorjonen (Hg.): Emotion in interaction, 195–211. New York: Oxford University Press.

Heritage, John (1984): A change-of-state token and aspects of its sequential placement. In: J. M. Atkinson / J. Heritage (Hg.): Structures of Social Action, 299–346. New York: Cambridge University Press.

Huber, Dorothea / Klug, Günther (2016): Münchner Psychotherapiestudie. In: Psychotherapeut 1–6. https://doi.org / 10.1007 / s00278-016-0139-7.

Huber, Dorothea / Schmuck, Alexandra / Kächele, Horst (2012): Die verbale Aktivität in therapeutischen Dialogen. Ein exemplarischer Vergleich. In: Forum der Psychoanalyse 28 (3), 299–309.

Hutchins, Edwin / Nomura, Saeko (2011): Collaborative Construction of Multimodal Utterances. In: J. Streeck / C. Goodwin / C. D. LeBaron (Hg.): Learning in doing: social, cognitive and computational perspectives. Embodied interaction: Language and body in the material world, 29–43. New York: Cambridge University Press.

Jaffe, Joseph / Beebe, Beatrice / Feldstein, Stanley / Crown, Cynthia L. / Jasnow, Michael D. (Hg.) (2001): Rhythms of Dialogue in Infancy. Coordinated timing in development. Monographs of the Society for Research in Child Development. Serial No. 265. Vol. 66. No. 2. Boston, Mass, Oxford: Blackwell Publishers.

Krach, Sören / Paulus, Frieder M. / Bodden, Maren / Kircher, Tilo (2010): The rewarding nature of social interactions. In: Frontiers in Behavioral Neuroscience 4, 22. https://doi.org / 10.3389 / fnbeh.2010.00022.

Messina, Irene / Palmieri, Arianna / Sambin, Marco / Kleinbub, Johann R. / Voci, Alberto / Calvo, Vincenzo (2013): Somatic underpinnings of perceived empathy: The importance of psychotherapy training. In: Psycho-

therapy Research 23 (2), 169–177. https://doi.org / 10.1080 / 10503307.2012.748940.
Paul, Jean (1975): Vorschule der Ästhetik nebst einigen Vorlesungen in Leipzig über die Parteien der Zeit. Hanser Werkausgabe, Band 9. München, Wien: Hanser.
Peräkylä, Anssi / Henttonen, Pentti / Voutilainen, Liisa / Kahri, Mikko / Stevanovic, Melisa / Sams, Mikko / Ravaja, Niklas (2015): Sharing the Emotional Load. Recipient Affiliation Calms Down the Storyteller. In: Social Psychology Quarterly 78 (4), 301–323. https://doi.org / 10.1177 / 0190272515611054.
Schegloff, Emanuel A. (2007): Sequence Organization in Interaction. A Primer in Conversation Analysis I. Cambridge: Cambridge University Press.
Stalnaker, Robert (2002): Common Ground. In: Linguistics and Philosophy 25, 701–721.
Watson, Jeanne C. / Steckley, Patricia L. / McMullen, Evelyn J. (2014): The role of empathy in promoting change. In: Psychotherapy Research 24 (3), 286–298. https://doi.org / 10.1080 / 10503307.2013.802823.
Wilkes-Gibbs, Deanna / Clark, Herbert H. (1992): Coordinating beliefs in conversation. In: Journal of Memory and Language 31 (2), 183–194.
Woolfolk, Robert L. (2015): The Value of Psychotherapy: The Talking Cure in an Age of Clinical Science. New York: The Guilford Press.

Grundelemente des echten Gesprächs

Giovanni Maio

Das Gespräch hat in der modernen Medizin einen schweren Stand. Das liegt nicht nur an der Wegrationalisierung der Zeit durch die zunehmende Durchökonomisierung der Medizin, sondern allen voran an der positivistischen Grundausbildung der Ärztinnen und Ärzte, die schon früh lernen, nur dem Beachtung zu schenken, was sich auch verobjektivieren und messen lässt. Das Gespräch wird in einer solchen Konzeption von Medizin bloß als Quelle nützlicher Informationen gesehen und nicht als wertvolle Interaktion. Im Grunde lernen die Medizinstudierenden schon sehr früh, das Gespräch als bloßes Instrument zu sehen und nicht als Ereignis mit eigenem Wert. Was ist das überhaupt, ein echtes Gespräch? Was sind seine grundlegenden Charakteristika, und welche Bedeutung hat es für die Medizin?

1. Verständigungsbereitschaft

Ludwig Binswanger hat das Gespräch als ein „Miteinandersein in einer Welt möglicher Verständigung"[1] beschrieben. Schon in dieser Beschreibung wird ein Grundelement des Gesprächs deutlich: es entsteht dort, wo der Wunsch verstanden zu werden zusammenkommt mit der Bereitschaft zu verstehen. Das Gespräch startet also mit einer Verheißung, mit einem Anliegen, mit einer Disposition, nämlich der Disposition, sich auf den anderen einzulassen. Die Suche nach Verständigung ist es, die die zentrale Grundlage des Gesprächs liefert. Die Essenz des Gesprächs lässt sich nur erfassen, wenn man

---

[1] Binswanger, L. (1994), 279.

die Verständigung als zentrales Wesensmerkmal des Gesprächs betrachtet. Dem Eintritt in ein Gespräch geht insofern eine Verständigungstendenz voraus, und allein schon indem man spricht, gibt man das Anliegen der Verständigung zu erkennen. Dort, wo ein echtes Gespräch sich ereignet, geht es mit der Erfahrung einher, auf jemanden gestoßen zu sein, der die Bereitschaft signalisiert, verstehen zu wollen. Verstehen zu wollen heißt eben nicht nur zu hören, was der Andere sagt, sondern – wie Lévinas es formuliert – den Anspruch des anderen zu vernehmen.[2] Seinen Anspruch zu hören, das, was ihm wichtig ist, herauszuhören, das, woran ihm liegt. Und wenn man das Gespräch so auffasst, dass es darum geht, den Anspruch des Anderen zu verstehen, dann ist mit dem Sprechen zugleich das Anliegen des Entsprechens verbunden. Dieses Entsprechen kann sich nur ereignen, wenn im Sprechen mit dem Anderen sowohl etwas Gemeinsames da ist – wie eben die gemeinsame Sprache – als auch etwas Fremdes, also etwas, was die Andersartigkeit des Anderen markiert. Genau deswegen lässt sich sagen, dass man im Sprechen mit dem Anderen eine Verständigungsbereitschaft signalisiert, denn der Andere ist als Anderer unweigerlich ein Mensch, bei dem es etwas zu entdecken gilt. Spricht man mit dem Anderen, bringt man implizit die Anerkenntnis der Andersartigkeit des Anderen genauso zum Ausdruck wie das Anliegen, diese Andersartigkeit näher verstehen zu wollen. Weil kein Mensch von sich sagen könnte, dass er nicht verstanden werden möchte, lässt sich sagen, dass das Gespräch im Grunde die Antwort auf ein Urbedürfnis des Menschen darstellt.

---

[2] Vgl. Lévinas, E. (1992).

2. Ereignishaftigkeit

Das Gespräch läuft nicht einfach ab, sondern es ereignet sich; es ist ein Ereignis, das von zwei Menschen in lebendiger Weise hervorgebracht wird. Das Ereignis des Sprechens ergibt sich in der Unmittelbarkeit, und es hat etwas Schöpferisches, weil man nicht wissen kann, was genau geschehen wird, wenn zwei Menschen miteinander sprechen. Man befindet sich sprechend in einer Situation der „dialogischen Ausgeliefertheit“[3], so hat es der Pädagoge Werner Loch ausgedrückt. Was der andere sagen wird, bleibt in einem echten Gespräch grundsätzlich unverfügbar, sodass das Gespräch nicht wirklich vorhersehbar und daher auch nicht restlos planbar sein kann. Das hat auch damit zu tun, dass man sprechend unweigerlich in das Selbstevolutive des Gesprächs hineingezogen wird.

In einen Gesprächsprozess einzutreten bedeutet vor diesem Hintergrund, sich auf einen Prozess einzulassen, in dem zwei Menschen interagieren, der also nicht von einem Menschen allein gestaltet werden kann. Das Gespräch erhält eine eigene Dynamik, eine Art Eigenleben, weil in einem tatsächlichen Gespräch der Gesprächspartner nicht einfach auf den anderen einredet, sondern immer bezogen auf ihn spricht und nicht auf ihn hin. Der Verlauf des Gesprächs folgt einer Eigengesetzlichkeit, indem es die Gesprächspartner unweigerlich in Anspruch nimmt, und jeder Gesprächspartner erlebt im Gespräch die eigene Angewiesenheit auf den Anderen, denn er kann das Gespräch schlichtweg nicht machen, sondern es kann sich nur dann entfalten, wenn der Andere ebenfalls darin einstimmt. Insofern ist jedes Gespräch etwas Unverfügbares, etwas, was man zwar ermöglichen, aber doch nicht erzwingen kann.

Jedes Gespräch ist lebendiges Zeugnis einer gemeinsamen Wirklichkeit. Man kann sich nicht einfach etwas vornehmen und dann aussprechen, sondern sprechend ist man schon mit-

---

[3] Loch, W. (1962), 659.

tendrin und wird unweigerlich hineingezogen in einen Gesprächsraum, der erst sprechend gestiftet wird und vorher noch nicht da war. Das Gespräch ist ein unerzwingbares Ereignis und damit natürlich auch ein Wagnis; man weiß nicht, wie man aus dem Gespräch herauskommen wird, aber wenn es ein echtes Gespräch war, dann kommt man anders heraus, als man hineingegangen ist. Das hat auch damit zu tun, dass das Wort, das im Gespräch auftaucht, eben nicht als Resultat eines Gesprächspartners angesehen werden kann, sondern das Wort ereignet sich, indem es sozusagen dem gemeinsamen Raum entspringt, den zwei sprechende Menschen sprechend erst zum Entstehen bringen. Martin Buber hat diesen Raum das „Zwischen" genannt und es als eine „schwingende Sphäre"[4] betrachtet, die sich zwischen zwei sprechenden Personen einstellt.

Analog dazu hat Hans-Georg Gadamer davon gesprochen, „daß das Gespräch seinen eigenen Geist hat, und daß die Sprache, die in ihm geführt wird, ihre eigene Wahrheit in sich trägt".[5] Dieser Wahrheit, die das Gespräch zum Vorschein bringen kann, indem sie sprechend ans Licht gebracht wird, kann man eben nur dann entgegenkommen, wenn man sich tatsächlich auf das Gespräch als das Ereignishafte und nicht wirklich Planbare offen einlässt, denn diese Wahrheit lässt sich nicht machen, sondern man kann sie nur geschehen lassen. Das Gespräch hat also in seiner Ereignishaftigkeit immer etwas von einem behutsamen Geschehenlassen von Wahrheit.

3. Responsivität

Das Gespräch ist nur dort möglich, wo es sich als eine Antwort einstellen kann. Das gilt für das Gespräch im Allgemeinen, aber für das Gespräch in der Medizin in besonderer Wei-

---

4 Buber, M. (1953), 443.

5 Gadamer, H.-G. (1960), 387.

se. Die Situation der Heilberufe ist eine Situation des Angesprochenseins, und das, was die Pflege, der Arzt sagt und tut, ist nicht etwa der Anfang, sondern es ist immer schon die Antwort. In Anlehnung an Bernhard Waldenfels[6] lässt sich sagen, dass die Arbeit der Heilberufe grundsätzlich eine responsive Arbeit ist; sie besteht in der Kunst des richtigen Antwortens. Das Sprechen der Heilberufe ist insofern zu verstehen als das Finden der angemessenen Antwort auf eine Situation, auf eine Stimmung, auf ein Anliegen, auf eine Not.[7] Deswegen muss man sich das Gespräch in der Medizin als eine Situation des Angerufenseins, des Angesprochenseins vorstellen. Dieses Angesprochensein nimmt die Heilberufe in Anspruch, weil das Gespräch unweigerlich mit einem Anspruch verbunden ist, einem Anspruch, dem man sich in ein Gespräch eingetreten nicht einfach entziehen kann. Die Heilberufe werden in eine Situation der unvermeidbaren Anrufung durch den Patienten hineingezogen, und wenn die Heilberufe das Gespräch beginnen, so sind sie darin schon die Antwortenden und die in Anspruch Genommenen, was nichts anderes heißt, als dass sie sprechend in eine Situation der Verantwortung eintreten. Das Gespräch besteht insofern aus Appellen, die eben nicht nur sachliche Appelle sind, sondern Situationsappelle, Verstehensappelle, Beziehungsappelle. Im Grunde hat das Gespräch unweigerlich einen suchenden Charakter. Indem man spricht, begibt man sich in einen Dialog, in dem man auslangt nach dem Anderen.

Das macht den grundlegend responsiven Charakter des Gesprächs aus, dass das Gespräch den Menschen dazu auffordert, Rede und Antwort zu stehen, und man kann sich dieser Aufforderung, dem Anderen keine Antwort schuldig zu bleiben, nicht einfach entziehen, sobald man in ein Gespräch eingetreten ist. Im Grunde nimmt es die Gesprächspartner ein

---

6 Vgl. Waldenfels, B. (2010).

7 Vgl. Mersch, D. (2008), 98 f.

Stück weit gefangen. Responsiv ist das Gespräch daher in doppelter Hinsicht: es ist als solches schon eine Antwort auf eine gesprächsermöglichende Atmosphäre, und der Fortgang des Gesprächs ergibt sich aus dem Aufforderungscharakter, den das ausgesprochene Wort im Sinne eines mitschwingenden Appells unweigerlich in sich trägt. Sprechend ist man derjenige, der antwortend sich schon einem Prozess des fortwährenden Antwortenmüssens aussetzt.

4. Gegenseitigkeit

Gespräche können nur entstehen, wenn die Freiheit des Wortes gilt. Gespräche in einem Abhängigkeitsverhältnis sind ständig von einer unterschwelligen Sprachlosigkeit bedroht. Die Gegenseitigkeit macht das Gespräch erst aus, was voraussetzt, dass jeder bereit ist, sich etwas sagen zu lassen. Wer glaubt, alles schon zu wissen, wird ein Gespräch erst gar nicht zulassen. Die Offenheit der Rede und die wechselseitige Aufgeschlossenheit ist die Gelingensbedingung eines Gesprächs. Das Gespräch kann im Grunde als Inbegriff der Offenheit des Geistes angesehen werden. Dieses Moment des Offenbleibens ist auch und gerade für die Medizin von essentieller Bedeutung. Denn wenn man in der Medizin meint, allein angesichts des verobjektivierbaren Befundes schon wissen zu können, was für den Patienten gut ist, dann spricht man eben nicht mehr mit dem Patienten, sondern man unterrichtet nur noch, man doziert Vorgefertigtes, ohne den Patienten wirklich zur Sprache kommen zu lassen.

Schlussfolgernd lässt sich festhalten, dass das Gespräch dort beginnt, wo eine Begegnung auf Augenhöhe stattfindet. Es beginnt dort, wo der Autoritätsanspruch des Sprechenden abgelegt und eine Stimmung der Gegenseitigkeit gestiftet wird. Das liegt daran, dass es im Gespräch nicht nur um den Gesprächsgegenstand geht, sondern vor allen Dingen um die

Beziehung der Sprechenden. Der Gegenstand kommt daher nicht an sich zur Sprache, sondern nur im Rahmen der Beziehung derer, die ihn thematisieren. Bei einem guten Gespräch kann diese Beziehung nur eine Beziehung der Gleichheit sein. So kann sich das Gespräch eben nur in der Situation einer freien Begegnung tatsächlich entfalten. Diese Freiheit heißt nicht weniger, als dass man in der Situation des echten Gesprächs im Grunde dem Anderen nicht weniger signalisiert als Achtung, Respekt vor seiner eigenen Sicht der Dinge und sich als Einlassens- und Lernwilliger zu erkennen gibt.

Deutlich wird also, dass ab dem Moment, da man ein Gespräch mit einem Anderen beginnt, man unweigerlich zu erkennen gibt, dass man die Unverfügbarkeit des Anderen voraussetzt. Man spricht mit dem Anderen, weil man weiß, dass man nicht über ihn verfügen kann. Nur wenn der Andere, und sei er noch so angewiesen und noch so hilflos, als derjenige gesehen wird, dem man nicht nur etwas sagt, sondern der einem selbst etwas zu sagen hat, nur dann wird sich ein gutes Gespräch ergeben. Der sprechende Mensch gibt sich im wirklich dialogischen Gespräch als der zu erkennen, der etwas lernen möchte von dem Anderen. Wenn ein Gesprächspartner sich über den Anderen erhebt, kommt kein Gespräch zustande. Hellmut Stoffer hat einmal den Beginn eines Gesprächs mit dem gemeinsamen Anstimmen eines Liedes verglichen.[8] Wenn man anfängt, miteinander zu sprechen, dann stimmt man sich aufeinander ein, und das geht nur im Zuge einer absoluten Gleichberechtigung der Gesprächspartner. Nun können durch das Gespräch faktische Ungleichheiten nicht einfach aus der Welt geschaffen werden, aber ab dem Moment, da man ein echtes Gespräch mit dem Anderen führt, werden für diesen Moment alle Ungleichheiten sozusagen ausgesetzt, ja aufgehoben. Die Situation des Miteinandersprechens kann geradezu als Sinnbild für die Begegnung auf Augenhöhe angesehen wer-

[8] Stoffer, H. (1956), 93.

den. Vor diesem Hintergrund entfaltet das echte Gespräch unweigerlich eine symmetrisierende Wirkung.

5. Erlebnischarakter

Das Gespräch kann nicht aufgefasst werden als eine Rekapitulation von Fakten, sondern es ist ein Erleben; im Gespräch wird eben nicht nur wahrgenommen, sondern es wird eine Erfahrung gemacht. Das Gespräch ist eine situationsgebundene Erfahrung, und das, was beim Sprechen zählt, ist deswegen nicht allein das Wort, sondern das durch das Sprechen zum Ausdruck kommende Verhalten. Das Zusammenspiel erst von Wort, Laut und Geste macht aus dem Sprechen ein Erlebnis, das eben immer eingebettet ist in eine bestimmte Atmosphäre, die nur aus diesem Zusammenspiel erklärbar wird. Ein echtes Gespräch ist ein Erlebnis, und als solches kann es die Sprechenden mitnehmen, es kann sie herauslösen aus der Teilnahmslosigkeit. Ein Gespräch ist der Einstieg in den Prozess des Teilhabens, der Einstieg in das Engagement. Ohne Gespräch bliebe die persönliche Einbezogenheit in das Geschehen nur halb vollzogen. Das Gespräch erst zieht die Teilnehmer hinein und bindet sie.

6. Verbindlichkeit

Nicht umsonst sagen wir im Deutschen, dass man einen Menschen beim Wort nimmt, weil eben das ausgesprochene Wort geradezu automatisch eine verpflichtende Kraft entfaltet. Gesagt ist gesagt, sagen wir. Mit dem Sagen einer Antwort geschieht nämlich nicht weniger, als dass damit ein Versprechen gegeben wird. Das Versprechensmoment entsteht durch die Wirkmächtigkeit und durch die Eindrücklichkeit des Sprechens. Gerade deswegen kann man so bestärkt aus einem Gespräch hervorgehen, weil mit der direkten Aussprache eine Bestimmtheit und Ernsthaftigkeit transportiert wird, die keine indirekte Mitteilung vermitteln kann. Der sprechende Mensch tritt sozusagen über sein Sprechen mit dem Anderen mit seiner ganzen Person für das Gesprochene ein. Das Sprechen im Gespräch ist unweigerlich ein Sprechen einer Person und nicht nur ein Sprechen eines Fachmanns. Die sprechende Person tritt im Gespräch auf als eine Verantwortung übernehmende Person. Das ist genau der Grund, warum die Unpersönlichkeit der Kontakte in den Kliniken etwas Verstörendes hat für die Patienten, weil hier nicht weniger empfunden wird als eine Verantwortungsdiffusion. Solange man nicht von einer ganz konkreten Person angesprochen wird, wähnt man sich nicht in einer Situation personaler Verantwortung. Das Gespräch verpflichtet, und genau daraus resultiert auch seine heilende Wirkung. Durch seinen verpflichtenden Charakter kann es zu einer angstlösenden Erfahrung kommen. Das Gespräch kann zu etwas Tragendem werden, weil sich in dem Angesprochenwerden ein Versprechen artikuliert, auf das man baut.

7. Gemeinschaftserfahrung

Das Gespräch ist mehr als nur eine sachliche Mitteilung, und so bewirkt das Gespräch auch mehr als eine Unterrichtung. Das Gespräch lässt zwischen den Gesprächspartnern etwas aufkommen, was jenseits der Information liegt, und das, was da im „Zwischen" der Gesprächspartner aufkommen kann, ist nicht weniger als Gemeinschaft. Das Miteinandersprechen ist vor diesem Hintergrund die Manifestation einer gemeinschaftlichen Leistung. Miteinandersprechen heißt, eine gemeinsame Gegenwart gleichzeitig zu erleben und somit in eine gemeinschaftliche Aktion einzustimmen. Wenn ein Gespräch sich ereignet, dann ist es immer das Resultat eines gelungenen Miteinanders, einer Kollaboration, die am Ende etwas bewirken kann, was die Kostbarkeit des Gesprächs ausmacht: sprechend kommt man sich schlichtweg näher. Aus der Verknüpfung von Gleichzeitigkeit, Gegenwärtigkeit, Unmittelbarkeit und Verständigungsbereitschaft resultiert die Chance für den Eintritt in eine Verständigungsgemeinschaft, durch die Nähe erzeugt wird. Das Gespräch kann man daher als ein soziales Phänomen verstehen, dem die Chance innewohnt, eine gemeinsame Welt zu schaffen, oder zumindest eine Welt, in der man sprechend einen gemeinsamen Grund findet, durch den das Thema geteilt werden und Nähe gestiftet werden kann.

Darin liegt wohl das eigentliche Faszinosum des Gesprächs, dass man sprechend eine Gemeinschaftserfahrung macht. Hans-Georg Gadamer hat dies in seinem Hauptwerk „Wahrheit und Methode“ prägnant ausgedrückt mit der Formulierung, das gelingende Gespräch könne „eine Verwandlung ins Gemeinsame hin“[9] vollziehen. Zentral an dieser Gemeinschaft ist die Fähigkeit der Sprechenden, den Anderen so sein zu lassen, wie er ist, und sich ganz auf das Erleben dessen zu konzentrieren, was sich im gemeinsamen Raum des gemeinsamen Sprechens ereignet.

Durch das Sprechen mit dem Anderen drücken wir aus, dass wir für den Anderen da sind, und durch die Bereitschaft, sich etwas sagen zu lassen, wird zu erkennen gegeben, dass das Dasein für den Anderen nicht einseitig zu verstehen ist, sondern eingebettet ist in ein Miteinander. Daraus kann das Gefühl der Gemeinschaft entstehen. Und doch bleibt diese Empfindung unausdrücklich, denn das Eigentliche bei diesem Miteinander ist etwas, was zwischen den beiden Menschen schwingt, und nicht etwas, was man festmachen kann an einem bestimmten Wort oder einer Tatsache. Der gemeinschaftsstiftende Charakter des Miteinandersprechens ergibt

[9] Gadamer, H.-G. (1960), 256.

sich aus der Stimmung. Das Gemeinschaftsgefühl hat etwas mit dem zu tun, was sich zwischenleiblich ereignet, wenn zwei Menschen „sich verstehen"; sich verstehen in solch einem übertragenen Sinn, dass sie Resonanz verspüren. Durch die Resonanz wird Gemeinschaft gestiftet. Das Gespräch ist deswegen etwas Besonderes und Kostbares, weil sich etwas Besonderes ereignet, sobald zwei Menschen tatsächlich miteinander sprechen. Und das Gespräch vermag die Teilnehmer in eine ganz eigene Sphäre des Miteinanderseins zu führen. In eine sprechende Situation des Gemeinschaftserlebens gestellt, kann das Gespräch zu einer Quelle werden, die dem Menschen ein Gefühl des Trostes verleiht.

8. Wirklichkeitsstiftung

Wenn ein Gespräch zustande kommt, dann werden Tatsachen nicht nur ausgetauscht, sondern mit dem Sprechen werden diese Tatsachen verwandelt, sie erhalten eine andere Gestalt, weil das Sprechen kein reproduktiver Prozess ist, sondern ein produktiver, ein Prozess, in dem verwandelt und neu geschaffen wird. Das Sprechen über eine Sache bildet nicht nur bestehende Wirklichkeit ab. Vielmehr schafft das Sprechen eine neue Wirklichkeit, indem durch das gemeinsame Sprechen den Gesprächspartnern ein neuer Sinn eröffnet wird. Die Sprechenden werden durch das Sprechen von einem Sinn erfasst, der vorher noch nicht da war. Sie erkennen Sinnzusammenhänge, die ihnen vorher verschlossen waren. Das hat damit zu tun, dass man sprechend unweigerlich einen Wirklichkeitsausschnitt in eine ganz bestimmte Perspektive rückt.[10] Durch das gesprochene Wort kann die Wirklichkeit plötzlich eine andere Tönung erfahren, ja, es ist oft so, dass mit dem ausgesprochenen Wort eine diffuse Vorstellung, ein unbestimmtes Gefühl,

[10] Vgl. Lipps, H. (1977).

ein vager Eindruck plötzlich eine ganz bestimmte Kontur erhält.[11] Das gesprochene Wort verdichtet die Wirklichkeit, auf die es sich bezieht. Es ordnet sie und legt sie fest, indem es sie auf einen bestimmten Punkt hin ausrichtet.

Wenn man anfängt zu sprechen, ist man gezwungen, die Dinge zu ordnen und zu strukturieren, sie also in eine bestimmte Form zu bringen, in eine Form, die eben nie alles abbilden kann, was es zu sagen gäbe. Es steht immer mehr Sagbares zur Verfügung, als tatsächlich zur Sprache gebracht werden kann. Das bedeutet mit Blick auf den Patienten: Das, was er im Gespräch sagt, ist immer ein hier und jetzt geschaffener Ausschnitt aus dem, was er genauso gut hätte auch noch dazu sagen können. Indem der Patient sprechend einen Prozess der Selektion durchläuft, schafft er damit etwas Neues. Er schafft aber auch deswegen etwas Neues, weil im Prozess des Sprechens über eine Sache man sich unweigerlich in einen Prozess des Distanznehmens von der Sache begibt. Allein die Suche nach dem geeigneten Wort erfordert diese Distanz, diese Notwendigkeit des Einordnens in einen größeren Zusammenhang, ohne das man gar nicht wüsste, welches das passende Wort sein könnte.

Eine der Quellen für die heilsame Kraft des Gesprächs liegt darin, dass der Patient über das Sprechenkönnen eine Neuperspektivierung seiner selbst und seiner Situation vornimmt. Er beginnt, sich selbst neu zu verstehen, sich anders zu sehen, indem er sprechend nicht weniger vollbringt als eine effektive Form der Selbstverständigung. Dadurch kann das Gespräch die eigene Sicht der Dinge verändern, und damit verändert das Gespräch geradezu unweigerlich die Situation, in der man sich befindet, ist doch die Situation dadurch definiert, dass sie eben durch die eigenen Deutungen erst gestiftet wird. Durch das Sprechen können sich Deutungsverlagerungen ergeben, die die Situation des Sprechenden verwandeln

[11] Vgl. Bollnow, O. F. (1983), S. 264 f.

können. Grundlage dieser kreativen Neuperspektivierung ist das Sprechenkönnen, das Gefühl, auf ein offenes Ohr zu stoßen und erzählen zu dürfen. Und wenn diese Atmosphäre des Sprechenkönnens gestiftet wird, dann stiftet das Gespräch eine neue Wirklichkeit, indem das Sprechenkönnen automatisch die eigene „Ichzentriertheit bricht".[12] Gadamer hat den eigenen Veränderungsprozess, der von dem Gespräch ausgeht, sehr schön ausgedrückt: „Im Gespräch-Sein heißt aber Über-sich-hinaus-Sein, mit dem Anderen denken und auf sich zurückkommen als auf einen anderen".[13] Das echte Gespräch beginnt für Gadamer also genau dort, wo beide bereit sind, durch das Sprechen mit dem Anderen vom Anderen verändert zu werden, dadurch verändert zu werden, dass man seine eigene Sichtweise durch die des Anderen zu relativieren lernt, weil das Gespräch mit dem Anderen den Menschen „über die eigene Begrenztheit"[14] erhebt.

9. Der verwandelnde Charakter des Gesprächs

Das Gespräch kann verwandeln. Es verwandelt den Gesprächspartner in vielfacher Weise. Zunächst verwandelt das Gespräch dadurch, dass es ein Anerkennungsverhältnis stiftet. Die Ansprache eines Menschen hat immer eine anerkennende Wirkung, denn durch das Ansprechen wird der Andere zu einem Jemand. Und so kann das Gespräch Ausdruck dafür sein, den Anderen als achtenswerte Person zu sehen. Das Arzt-Patient-Gespräch kann auf diese Weise eine Förderung der Selbstachtung herbeiführen, indem dem Patienten durch das Verstehen das Gefühl gegeben wird, dass er verstehbar ist und seine Gefühle eben verständlich sind. Er erfährt Wichtig-

[12] Gadamer, H.-G. (1993c), 9.
[13] Gadamer, H.-G. (1995), 369.
[14] Gadamer, H.-G. (1993a), 53.

keit um seiner selbst willen, er erfährt Wertschätzung durch die Leistung des Miteinandersprechens. Die verwandelnde Kraft des Gesprächs besteht ferner darin, dass das Gespräch als Katharsis fungiert; es entfaltet im Moment des Miteinandersprechens geradezu unweigerlich eine erleichternde, entlastende und reinigende Wirkung. Durch das Gespräch kann man das Belastende sozusagen wegerzählen und man fühlt sich dadurch befreiter.

Das Gespräch kann auch dadurch verwandeln, dass es eine versöhnende, befriedende Wirkung entfaltet; solange man spricht, ist der Konflikt „in der Sprache aufgehoben".[15] Das Gespräch bringt das Eigentliche zur Sprache und wirkt allein dadurch konfliktlösend. „Man spricht sich aus", so sagt es unsere Sprache auf schöne Weise. Durch die verständigende Funktion des Gesprächs kann Übereinstimmung erzeugt und können Gegensätze vereinigt werden, indem das Gespräch nicht nur Sachverhalte, sondern vor allen Dingen Atmosphären reinigt. Das hat auch damit zu tun, dass miteinander sprechend eine Gemeinschaftsstimmung aufkommt, die für sich genommen zur Versöhnung disponiert.

Eine der zentralsten Wirkungen des Gesprächs ist die über das Gemeinschaftserleben induzierte Überwindung von Fremdheit. Man fühlt sich nach einem guten Gespräch weniger fremd in der fremden Welt des Krankgewordenseins, und auf diese Weise kann das Gespräch eine trostspendende Funktion entfalten, allein dadurch, dass man in eine Verständigungsgemeinschaft eingetreten ist. Gadamer hat das Gespräch als „eine Brücke über dem fließenden Strom der Andersheit"[16] beschrieben. Das Gespräch erkennt die Andersartigkeit des Anderen an und schlägt doch eine Brücke darüber. Der verwandelnde Charakter des Gesprächs hat grundlegend damit zu tun, dass sprechend eine gemeinsame Welt gestiftet werden

[15] Loch, W. (1962), 658.
[16] Gadamer, H.-G. (1993b), 336.

kann und dass ein gutes Gespräch etwas Zusammenführendes hat. Johann Gottfried Herder hat das Gespräch treffenderweise als „die große Gesellerin des Menschen“[17] bezeichnet. Von diesem Grundgedanken ausgehend lässt sich unschwer erkennen, dass das Gespräch über das gemeinschaftsstiftende und zusammenführende Element nicht weniger zum Entstehen bringen kann als Vertrauen, Vertrauen in die andere Person, mit der man ein echtes Gespräch führen durfte.

10. Konsequenzen für die Medizin

Die moderne Medizin ist auf Zweckrationalität hin ausgerichtet; das Gespräch wird entsprechend eingefasst in einen streng getakteten Ablaufplan, bei dem es als Mittel eingebaut wird, als Mittel, um etwas anderes damit zu erreichen. Es ist unbestritten, dass diese instrumentellen Ausrichtungen des Sprechens für die Medizin von besonderer Bedeutung sind und daher unerlässlich für das, was sich der Patient von der Medizin erhofft: dass jemand ihm sagt, was er überhaupt hat. Das Gespräch als Instrument ist in der Medizin nicht wegzudenken. Aber eine Begrenzung auf diese Funktion widerspräche dem Sinn des Gesprächs und dem Sinn der Medizin. So will der Patient natürlich wissen, was er hat, aber selten wird er sich mit dieser Information zufriedengeben. Auf die Beantwortung der Frage „Was habe ich?“ wird er unweigerlich mit der Frage „Was soll nun werden?“ reagieren. Während sich die erste Frage oft mithilfe von reinen Informationen klären lässt, erfordert die zweite Frage mehr als nur Informationen. Hier wird das echte, nicht-instrumentelle Gespräch unverzichtbar.

Ein Grundproblem der modernen Medizin besteht darin, dass sie glaubt, die Antwort auf die zweite Frage ergäbe sich

[17] Herder, J. G. (1889), 357.

automatisch aus der Beantwortung der ersten, ganz im Sinne eines algorithmischen Denkens, wonach der Befund per se die Therapie diktiert – ganz ohne Ansehen der Person, die den Befund trägt. Das ist die eigentliche Abwertung des Gesprächs in der Medizin, die in Zusammenhang steht mit einer positivistischen Einstellung und einem mechanistischen Verständnis des Menschen. Darin liegt ein erhebliches Problem: Der Patient möchte nicht nur als Symptomträger ausgefragt, sondern zugleich als Mensch angesprochen werden, und tatsächlich ist ihm nur zu helfen, wenn man ihm mehr mitgibt als Sachinformationen.

Patientengerecht sprechen heißt, die lebensweltliche Komponente der Krankheit als Bestandteil der Wirklichkeit von Krankheit anzuerkennen. Die Krankheit ist eben nicht nur objektiv, sie berührt und betrifft den ganzen Menschen. Wie sie ihn berührt und betrifft, das lässt sich nicht im Lehrbuch nachlesen, sondern nur im Gespräch herausfinden. Die Sprache muss dem Patienten gerecht werden, und das kann sie nur, wenn sie die unumstößlichen Fakten klar benennt, aber im Benennen dieser Fakten immer zugleich ein Sprechen zum Du bleibt. Ein Sprechen zum Du bedeutet, dass dieses Du nicht einen typischen Fall darstellt, sondern dass es in seiner Ausschließlichkeit gesehen wird. Das Sprechen zum Du ist eine Unterstreichung der Unersetzbarkeit, Einmaligkeit und Unverwechselbarkeit des Anderen. Wenn man die patientengerechte Sprache ernst nehmen will, so muss man anerkennen, dass es kein Schema dafür geben kann und geben darf.

Nehmen wir diesen Aspekt der Ausschließlichkeit des Du ernst, so haben wir im direkten Gespräch mit dem kranken Menschen eine Sprache zu wählen, die wir in der Situation als die angemessene zu erspüren haben, eine Sprache, die nicht floskel- und schablonenhaft an alle von einer bestimmten Krankheit betroffenen Personen gerichtet werden kann, sondern die sich jedes Mal neu an die individuelle Person wendet und deswegen jedes Mal neu eingestellt werden muss.

Wenn das echte Sprechen wie ein gemeinsames Einstimmen in ein gemeinsames Lied ist, dann ist das echte Sprechen unweigerlich ein kreativer Prozess. Diesem kreativen Prozess wird in der modernen Medizin zu wenig Bedeutung beigemessen, weil die Medizin selbst zu einseitig den Prinzipien der Objektivität und Standardisierung folgt und dabei übersieht, dass Medizin sich nur verwirklichen kann, wenn sie die Haltung des verobjektivierenden Experten zugunsten eines in Beziehung tretenden Gegenübers relativiert und gerade im Moment des Sprechens mit dem Patienten nicht mehr dem Wunsch des Nachweises, sondern nunmehr dem Anliegen des Verstehens folgt. Das Gespräch ist es, das die Vielschichtigkeit der Person aufrechterhält, ohne sie auf eine Tatsache zu reduzieren. Im Grunde ist es so, dass man sprechend in gewisser Weise unterwegs ist zum Anderen; man nähert sich dem Anderen an, schwingt sich ein in das spezifische Wesen des Anderen. Mit dem Gespräch geht nicht weniger einher als eine Restauration der Besonderheit des Anderen, gerade weil man sich sprechend mit dem Anderen in einem Modus des stetigen Herantastens befindet.

Damit das echte Gespräch in der modernen Medizin seinen ihm gebührenden zentralen Platz erhält, muss bewusst bleiben, dass das gute Gespräch Zeit braucht. Das Gespräch beansprucht und nimmt sich seine Zeit, und zwar eine ausgezeichnete Zeit, eine Zeit des Innehaltens, der Unterbindung allen Tuns.[18] Das Gespräch setzt jede Aktion aus, es unterbricht das Tun, es setzt jegliche Betriebsamkeit außer Kraft. Alles andere muss warten, solange man spricht. Werner Loch spricht vom Gespräch gar als einer „epoché besonderer Art“.[19] Das Gespräch also als die Situation, in der mit einem endgültigen Urteil noch gewartet wird; das Gespräch hält sozusagen das Urteil an, es schiebt das Urteil und die Handlung

[18] Vgl. Loch, W. (1962), 653 f.

[19] Loch, W. (1962), 653 f.

zunächst einmal auf. Solange gesprochen wird, ist immer noch Zeit, ist immer noch alles möglich, ist alles offen.

Die Zeit des echten Gesprächs ist immer eine besondere Zeit, eine Zeit des Entrücktseins von allem anderen, eine Zeit, in der man vorübergehend einen Zustand der Selbstvergessenheit erzeugen kann. Die Zeit der Ruhe erst ermöglicht das eigentliche Gespräch. In Geschäftigkeit lässt sich nunmal kein gutes Gespräch führen. Solange man spricht, hält man inne. Das Gespräch hat deswegen etwas Erhebendes, weil es über den pragmatischen Dingen schwebt. Nur vor diesem Hintergrund können wir uns die besonders beruhigende Wirkung erklären, die von einem guten Gespräch ausgeht. Beruhigend ist das Gespräch deswegen, weil es, wenn es sich tatsächlich einstellt, etwas von Anhalten hat, etwas von Sammlung und deswegen etwas von Ruhe hat. Man kann es auch so sehen, dass das echte Gespräch die Gesprächspartner so in den Bann zieht, dass in dem Moment alles andere vergessen wird; findet ein echtes Gespräch statt, ist in dem Moment nur noch das Gespräch Wirklichkeit.

Die Werte, auf denen das Gespräch beruht, sind unter dieser Perspektive demnach Geduld, Behutsamkeit, Rücksichtnahme, Unvoreingenommenheit, Unaufdringlichkeit und Entgegenkommen – Werte also, die mit der betrieblichen Rationalität des reibungslosen Durchschleusens schwer vereinbar sind. Ein betrieblicher Zuschnitt des Gesprächs kommt daher einer Verunmöglichung desselben gleich. Wenn die Heilberufe durch eine Verbetrieblichung ihres Tuns restlos eingetaktet sind, so werden sie auch das Gespräch einbinden in diese Atmosphäre der Verplanung, aber indem sie das tun, werden sie das Gespräch in seinem Keim ersticken und die Selbstentfaltungskräfte, die in jedem aufflackernden Gespräch so leise und verheißungsvoll schlummern, nicht zur Entfaltung bringen können.

Schlussfolgerungen

Viktor von Weizsäcker hat einmal das Gespräch als „die Seele der Sache“[20] bezeichnet. Für die Medizin ist das Gespräch das Zentrale. Mag das Gespräch auch nicht lebensrettend sein, so bleibt es gleichwohl überlebensnotwendig, denn ohne Gespräch kann man dem hilfsbedürftigen Menschen das Gefühl der Achtung nicht vermitteln, und das Gespräch ist eben in sich wertvoll, trägt in sich einen Wert, weil das Gespräch selbst spricht. Es spricht ganz unabhängig von dem, was gesagt wird, allein dadurch, dass man mit dem Anderen spricht. In der Medizin hat das Gespräch zwar auch einen wichtigen instrumentellen Wert, aber das Gespräch geht in seiner instrumentellen Funktion gerade nicht auf. Es lässt sich sagen, dass man mit dem Gespräch etwas bewirken und zugleich etwas zum Ausdruck bringen kann, und oft ist es so, dass man dadurch etwas bewirkt, dass man den expressiven Charakter des Sprechens an sich ernst nimmt. Das Gespräch hat eine instrumentelle und zugleich eine expressive Komponente, weil, wie Christian Herzog treffend gesagt hat, das Sprechen eine Geste darstellt.[21] Käte Meyer-Drawe spricht dem Gespräch den Charakter einer Gebärde zu.[22] Das Gespräch hat also für sich genommen eine unverwechselbare expressive Komponente, ganz gleich was gesagt wird. Allein dass man mit jemandem spricht, bringt man das Eigentliche schon zum Ausdruck, nämlich dass der Andere Bedeutung hat. Weil das Gespräch Vermittlung und Ausdruck zugleich ist, wird auch erklärbar, warum gerade das Gespräch Wirklichkeit verändert, und dies oft in einem nachhaltigeren und tieferen Sinn, als es ein Medikament je könnte.

---

[20] Weizsäcker, V. v. (1988), 9.

[21] Vgl. Herzog, Ch. (2013).

[22] Vgl. Meyer-Drawe, K. (1989), 137.

Und doch gilt es, das Gespräch nicht zu einseitig zu sehen und es auch nicht zu überhöhen. Das Gespräch gelingt eben dort, wo die Atmosphäre dafür geschaffen und die Grundhaltung dazu gegeben ist. Wenn das Gespräch in einem widrigen Umfeld vollzogen wird, dann kann es auch das Gegenteil des Positiven, das erarbeitet worden ist, bewirken. Denn wenn man das Gespräch nicht rückbindet an die Grundhaltung der Sorge, sondern es lediglich als Instrument benutzt, kann das Gespräch nicht nur verbinden, sondern auch trennen. Das Gespräch im echten Sinne entsteht dort, wo Gleichheit herrscht, haben wir gesehen. Folgerichtig kann das Gespräch dort, wo diese nicht herrscht, auch als Machtinstrument benutzt werden und Ungleichheiten zementieren. Das Gespräch ist eben kein Allheilmittel, sondern das Gespräch ist ein scharfes Schwert, das durch Worte nicht nur heilen, sondern auch verletzen kann und durch seinen expressiven Charakter nicht nur verbinden, sondern auch herabwürdigen kann. Daher kann es in der Medizin nicht darum gehen, einfach nur mehr zu sprechen, sondern aus den richtigen Gründen mehr zu sprechen, und der wegweisende Grund für ein echtes Gespräch ist das innere Anliegen, dem Anderen in seiner Andersartigkeit Achtung zum Ausdruck zu bringen. Die Bedeutung des Gesprächs für die Medizin resultiert aus dieser Botschaft der Anerkennung, die von einem guten Gespräch ausgeht.

Literatur

Binswanger, Ludwig (1994): Über Sprache und Denken. Ausgewählte Werke, Bd. 3, Vorträge und Aufsätze, hg. von M. Herzog. Heidelberg: Roland Asanger, 275–290.

Bollnow, Otto Friedrich (1983): Studien zur Hermeneutik, Bd. 2. Zur hermeneutischen Logik von Georg Misch und Hans Lipps. Freiburg: Alber.

Buber, Martin (1953): Das Wort, das gesprochen wird. München: Oldenbourg Verlag.

Gadamer, Hans-Georg (1960): Wahrheit und Methode. Grundzüge einer philosophischen Hermeneutik. Tübingen: Mohr Siebeck.

Gadamer, Hans-Georg (1993a): Von der Wahrheit des Wortes [1971]. Gesammelte Werke, Bd. 8. Tübingen: Mohr Siebeck, 37–57.

Gadamer, Hans-Georg (1993b): Text und Interpretation [1983]. Gesammelte Werke, Bd. 2. Tübingen: Mohr Siebeck, 330–360.
Gadamer, Hans-Georg (1993c): Grenzen der Sprache [1985]. Gesammelte Werke, Bd. 8. Tübingen: Mohr Siebeck, 350–376.
Gadamer, Hans-Georg (1995): Von Lehrenden und Lernenden [1986]. Gesammelte Werke, Bd. 10. Tübingen: Mohr Siebeck, 331–335.
Herder, Johann Gottfried (1889): Ideen zur Philosophie der Geschichte der Menschheit. Sämtliche Werke, Bd. 13, hg. von B. Suphan. Berlin: Weidmann.
Herzog, Christian (2013): Sprechen als Geste. In: A. Böhler / Ch. Herzog / A. Pechriggl (Hg.): Korporale Performanz. Zur bedeutungsgenerierenden Dimension des Leibes. Bielefeld: Transcript, 57–80.
Lévinas, Emmanuel (1992): Jenseits des Seins oder anders als Sein geschieht. Freiburg / München: Alber.
Lipps, Hans (1977): Die Verbindlichkeit der Sprache. Frankfurt am Main: Klostermann.
Loch, Werner (1962): Beiträge zu einer Phänomenologie von Gespräch und Lehre. In: Bildung und Erziehung 15, 641–661.
Mersch, Dieter (2008): ‚Anruf‘ und ‚Antwort‘. Sprache und Alterität. In: W. Wiethölter / H.-G. Pott / A. Messerli (Hg.): Stimme und Schrift. München: Fink, 91–114.
Meyer-Drawe, Käte (1989): Das Wort als Antwort auf die Dinge. Lipps und Merleau-Ponty zur Kreativität von Sprache. In: Dilthey-Jahrbuch für Philosophie und Geschichte der Geisteswissenschaften 6, 127–140.
Stoffer, Hellmut (1956): Probleme einer Ethik des Gesprächs. In: Sprachforum 2 (2), 92–101.
Waldenfels, Bernhard (2010): Responsive Ethik zwischen Antwort und Verantwortung. In: Deutsche Zeitschrift für Philosophie 58 (1), 71–81.
Weizsäcker, Viktor von (1988): Fälle und Probleme. Klinische Vorstellungen. Gesammelte Schriften, Bd. 9. Frankfurt am Main: Suhrkamp.

Die Hand – Werkzeug aller Werkzeuge. Zur Anthropologie der Hand

Bernhard Schmalenbach

Einleitung

Die Bedeutung der Hand für den Menschen ist allgegenwärtig und erschließt sich bereits angesichts der Fülle manueller Tätigkeiten. Wir verrichten alle Angelegenheiten des täglichen Lebens mit unseren Händen, in der Verwendung von Werkzeugen und Instrumenten, in künstlerischen Aktivitäten, im Schreiben, in der Bedienung elektronischer Geräte. Auch soziale Interaktionen leben durch die Hand: in den sanften Berührungen, im Geben und Nehmen, in der Pflege, in den Gesten, in denen Bewegungen zur Sprache und Vorstellungen verkörpert werden. Damit kommt der Hand zugleich eine *integrative* Funktion zu. Sie vermittelt die verschiedenen Bereiche und Ausdrucksformen der Persönlichkeit, sie verbindet Körper, Umwelt und Bewusstsein. Ein Nachdenken über die Beziehung von Körper und Bewusstsein sollte die Hand daher nicht außer Acht lassen.

Diese Gegenwart der Hand in unserem Leben bekundet sich in zahllosen Redeweisen, die sich auf der Hand und ihren Tätigkeiten gründen. Einige Beispiele: Wir nehmen etwas in die Hand oder müssen es loslassen, da wir es nicht in den Griff bekommen. Wir erfassen einen Gedanken, erspüren eine Atmosphäre, tasten Positionen und prüfen das Gewicht von Argumenten. Wir finden einen Menschen beeindruckend, wir fühlen uns getragen und finden Halt bei einem anderen Menschen, wir legen für jemanden die Hand ins Feuer. Wir handeln und verhandeln, es sei denn, wir lassen lieber die Finger von der Sache.

Bekanntlich wird die Rolle der Hand für den Menschen

bereits seit der Antike gewürdigt – Aristoteles[1] nennt die Hand das Organ der Organe und bringt sie mit der menschlichen Erkenntnisfähigkeit in Verbindung. Der griechische Arzt Galen weist bereits im zweiten Jahrhundert nach Christus darauf hin, dass die menschliche Hand, anders als die Gliedmaßen der Tiere, nicht spezialisiert ist.[2] Der Anatom Charles Bell widmete der Hand 1833 eine erste Monographie und charakterisierte sie als Organ des Willens.[3] Die phänomenologische Philosophie betonte die Stellung der Hand in ihrer Rekonstruktion der Leiblichkeit. Die Begegnung beider Hände, bei der die eine spürt und tastet, die andere betastet wird, steht für die Doppelheit von Leib und Körper, aber auch für die Begegnung zweier Subjekte.[4]

In der Pädagogik treten vor allem Pestalozzi[5] und zentrale Vertreter der Reformpädagogik als Fürsprecher der Hand auf, so wie Georg Kerschensteiner[6] oder Maria Montessori.[7] Sie betonen die Beziehung der Hand zur Entfaltung der Intelligenz, die Bedeutung handwerklicher Tätigkeit und der Handarbeit für die Entwicklung der Persönlichkeit. Unter den zeitgenössischen Monographien und interdisziplinären Sammelbänden zur Hand seien besonders die Arbeiten bzw. Sammelbände von Frank Wilson,[8] Marco Behr und Martin Weinmann[9] sowie von Zdravko Radman[10] erwähnt.

[1] Aristoteles (1959), 87, in seiner Auseinandersetzung mit Anaxagoras über die Frage, ob die Hände Ursprung oder Ausdruck menschlicher Vernunft sind.
[2] Galen, De uso partium, nach Escribano, X. / Pérez-Bellmunt, A. (2017).
[3] Bell, C. (1979).
[4] Husserl, E. (1952), 145; Merleau-Ponty, M. (1966), 118.
[5] Pestalozzi, J. H. (1993). Siehe hierzu Schmalenbach, B. (2019).
[6] Kerschensteiner, G. (1968), 46–62. Siehe hierzu auch Schmalenbach, B. (2019).
[7] Montessori, M. (1972), 134–141.
[8] Wilson, F. (2000).
[9] Wehr, M. / Weinmann, M. (1998).
[10] Radman, Z. (2013).

Philosophische Würdigungen aus jüngerer Zeit stammen von Raymond Tallis[11] und von Colin McGinn.[12]

Ein Blick in die Kultur- und Gesellschaftsentwicklung zeigt, dass die großen gesellschaftlichen Transformationen mit grundlegenden Veränderungen des Umgangs mit den Händen verbunden sind: im Übergang von Handwerkskulturen des Mittelalters und der Neuzeit zur industriellen Revolution, zu Fließband und Automatisierung, wie auch im Übergang zu den digitalen Technologien – diese Epochenschritte gehen einher mit charakteristischen Veränderungen im Gebrauch der Hände.

Bereits in der Evolution des Menschen liegen entscheidende Übergänge bei der Ausbildung der aufrechten Haltung – mit der Befreiung der oberen Gliedmaßen –, im Werkzeuggebrauch und später in den Werken der Kunst bis hin zur Entwicklung von Schrift und Notationssystemen, die wiederum mit der Gründung der ersten Städte einhergeht.

Die ersten Bilder, welche Menschen von sich selbst herstellten, zeigen Hände: in den Höhlenzeichnungen zehntausende Jahre vor Christus findet sich neben den zahlreichen Abbildungen von Tieren und Menschen über eine lange Zeit hinweg vor allem die Hand (Abb. 1).

Auch in der Ontogenese des Kindes werden die Hände früh aktiv: ab der 12. Schwangerschaftswoche können einzelne Finger bewegt, die Hände geöffnet werden. Wenig später berührt der Fötus sein Gesicht und beginnt an den Fingern zu saugen.

Der folgende Beitrag skizziert zunächst wesentliche Eigenschaften und Dimensionen der Hand, auch im Hinblick auf die ontogenetische Entwicklung des Umgangs mit den Händen, differenziert nach drei Sphären: die Hand im Raum, die Hand im Bildbereich und die Hand im Begriffsfeld, in An-

[11] Tallis, R. (2010).
[12] McGinn, C. (2017).

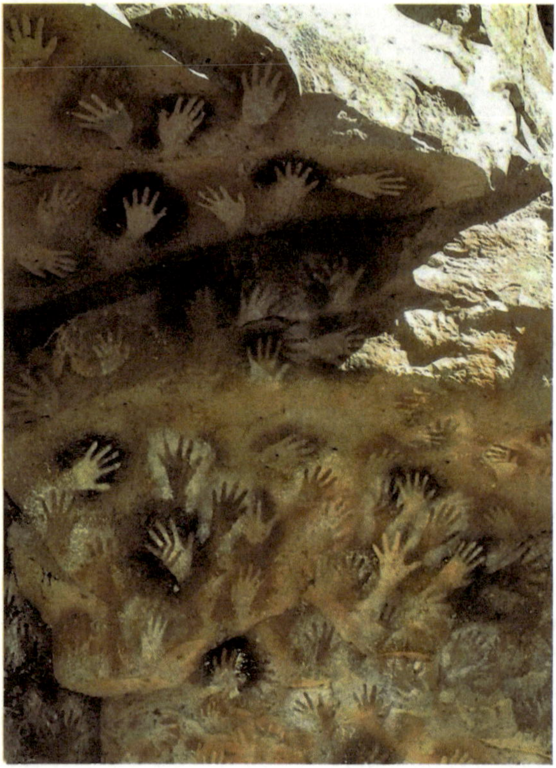

Abbildung 1: Handabdrücke auf einem Felsüberhang in Argentinien, Chubut (Anati, E. (2002), 345).

lehnung an der von C. S. Peirce getroffenen semiotischen Unterscheidung von *index*, *icon* und *symbol.*[13] Daran knüpfen sich Überlegungen zur Bedeutung der Hand für die heilpädagogische und therapeutische Arbeit. Den Abschluss bildet ein Ausblick zur Situation der Hand in der Gegenwart. Dabei wird die Hand in ihrer integrierenden, eine Einheit oder Ganzheit stiftenden Rolle geschildert. Zudem bezeugt sie sich als Organ des Übergangs und schließlich bildet sie die

[13] Oehler, K. (1993).

Grundlage des Vermögens zur Freiheit als einer Freiheit in Verbundenheit – drei Funktionen, welche gleichermaßen Ausdruck ihres Wesens sind.

Zur Anthropologie der Hand

Das weite Feld manueller Tätigkeiten lässt sich in drei Bereiche gliedern, welche sich nacheinander und auseinander entwickeln.

Ihre fundamentalen Tätigkeiten sind praktischer Natur, in der Auseinandersetzung mit Dingen, Stoffen und Substanzen, in der praktischen Tätigkeit, der Manipulation und Konstruktion, im Alltag, in Handwerk und Technik, aber auch in der Fortbewegung und der Positionierung im Raum.

Eine andere Rolle nimmt die Hand ein, wenn sie sich aus der Gegenstandswelt bis zu einem gewissen Grad ablöst. Dies geschieht in künstlerischen Tätigkeiten, die keine instrumentelle Funktion mehr haben, kindlichem Spiel, vor allem aber in den Gesten: hier werden die Bewegungen abbildend, repräsentierend: die Hand bewegt sich im Bildbereich.

Noch weiteren Abstand aus der Gegenstandswelt nimmt die Hand, wenn sie sich im Bereich von willkürlichen Zeichen bewegt: im Schreiben von Buchstaben und Zahlen, im Abzählen. Auch die Gebärden der Gebärdensprache sind in hohem Maße nicht mehr abbildender Natur; sie bilden eine vollständige Sprache aus motorischen Lauten.[14]

Der Weg über diese drei Bereiche bedeutet zugleich einen Prozess der Befreiung des Vorstellens bis hin zum abstrakten Denken: mit der praktischen Tätigkeit ist ein *implizites Wissen verbunden,* ein ‚Wissen wie'. Handeln und Denken gehen in eins. Beim Schreiben von Buchstaben, Zahlen, Zeichen steht eine geringe Anzahl vielfach kombinierbarer Elemente

[14] Leuninger, H. (2000).

für eine unendliche Fülle von *expliziten* Bedeutungen. Die Brücke bildet ein anschaulich-bildhaftes, analog strukturiertes Handeln und Denken.[15]

Die Hand im Raum – die Hand in der Gestalt des Menschen

Mit der aufrechten Haltung löst sich beim Menschen die vordere Extremität in hohem Maße aus der Fortbewegung. Damit spannt sich das Auge-Hand-Feld auf, welches zwischen dem unmittelbar leiblichen Kontakt und der Ferne eine mittlere Sphäre des Handelns und Behandelns aufspannt. Die eine Hand hält, was die andere bearbeitet, so wie das Arbeitsgedächtnis – als eine wesentliche Säule der Intelligenz – einen kognitiven Gehalt präsent hält, den weitere Operationen bearbeiten. In der aufrechten Haltung bewegen sich Arme und Hände zwischen zwei Polen: auf der einen, gleichsam der erdzugewandten Seite, die unteren Gliedmaßen, die sich mit der Schwerkraft auseinandersetzen. Auf der anderen Seite befindet sich der Kopf, dessen Muskulatur zu einem beträchtlichen Teil von der Auseinandersetzung mit der Schwerkraft entlastet bleibt und als solche die nötige Beweglichkeit und Vielfalt für die Ausdrucksbewegung bereitstellt, welche sich in den Bewegungen des Blicks, der Mimik und der Sprache manifestieren. In dieser Polarität nehmen Arme und Hände eine Mittelstellung ein; sie können sich mit der Schwerkraft ebenso

---

[15] Eine weitere Weise, mit Händen umzugehen, findet man in magischen Praktiken, spirituellen Heilungen und religiösen Ritualen. Die „magische Hand" (Handel, B. (1998)) soll in ihren vielen Erscheinungsformen eine Brücke zu spirituellen Welten bilden, in der Anrufung, der Abwehr und der Segnung, in schamanischen Heilungen, in religiösen Kulten, in den Wandlungen in der christlichen Liturgie. Die magischen Hände bilden einen eigenen Bereich, auch wenn sie Beziehungen zu allen Zeichendimensionen haben. Gesten wie das Segnen im religiösen Kultus als Aktualisierung der Präsenz eines geistig-göttlichen Wesens tragen zwar Elemente von Indexikalität, Symbolisierung und Bildhaftigkeit in sich, transzendieren diese jedoch zugleich.

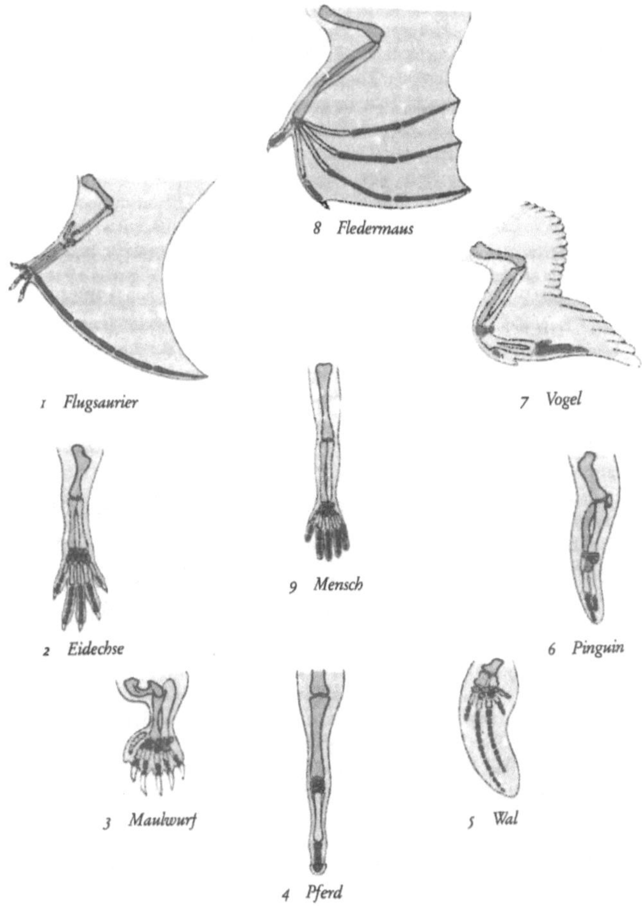

Abbildung 2: Der Arm des Menschen (Husemann, A. (1989), 231).

auseinandersetzen, wie sie Träger von emotionalem Ausdruck oder sogar von Sprache werden können. Hände können das Klavier bauen, es schieben, tragen, es zeichnen, es spielen und das Klavierkonzert dirigieren.

Anders als beim Menschen sind die Extremitäten von Tieren ihrem jeweiligen Milieu, Wasser, Erde oder Luft angepasst, z. B. Hufe, Flossen oder Flügel. Daher bezeichnet Armin Husemann den Arm des Menschen als Typus der Tiergliedmaßen (Abb. 2).[16]

Der Arm des Menschen geht nicht in diese Spezifizierung hinein; auf einer höheren Stufe aber ist die die Hand imstande, die hier waltenden physikalischen Prinzipien *technisch* anzuwenden, durch Werkzeuge wie Hammer, Schaufel, Zange, Pinzette und durch Fahrzeuge. Diese von der philosophischen Anthropologie vielfach beschriebene Weltoffenheit kann als die Bedingung der Möglichkeit von Freiheit verstanden werden.[17]

Anatomisch besitzt die Hand eine Fülle sogenannter Freiheitsgrade, d.i. unabhängige Bewegungsmöglichkeiten ihrer Gelenke, in Verbindung mit dem Schulter- und Ellbogengelenk und dem Unterarm. Besonders der flexible Zeigefinger und der Daumen mit der Fähigkeit zur Opposition führen dazu, dass wir uns in überragender Präzision und Vielfalt bewegen können. So wie die Finger, besonders ihre Spitzen, eine hohe Sensibilität entwickeln, so können wir an der Basis der Hand große Kräfte aufbauen – das Spektrum der Bewegungen spannt sich zwischen Kraft- und Präzisionsgriff auf – im Übergang von feinster Bewegung zu kräftigster Bewegung. Weder die Kraft noch die Präzision werden von Säugetieren erreicht.

In der Anatomie von Daumen und Fingern manifestiert sich mit der *Opposition* ein weiteres Strukturprinzip: Die Hand ist das Organ, das sich dem Körper gegenüberstellt, wie sich die Hände einander gegenüber und Daumen und die anderen Finger in Opposition bringen können. Hier entstehen Räume, Perspektiven und Bildmöglichkeiten. Die Gegenüberstellung ermöglicht Vergegenständlichung und bildet dadurch den Ursprung von Bedeutung: das Eine kann für das Andere

---

[16] Husemann, A. (1989).

[17] Z. B. Gehlen, A. (1976), 33 ff. (bes. 39).

stehen, es abbilden und bezeichnen. In der anatomischen Struktur von Hand und Arm liegt Anlage und Form geistiger Tätigkeiten begründet, wie auch in den Operationen von Synthese und Analyse: bauen und einreißen, formen und zergliedern, umschließen und eindringen.

Noch eine weitere Polarität kennzeichnet die Funktion der Hände: auf der einen, der *instrumentellen* Seite, das Behandeln, Einwirken und Manipulieren, auf der anderen, der *resonierenden* Seite, das Tasten, Spüren und Erkunden. Im Handeln gehen beide Vorgänge fortwährend ineinander über. Um zu erkunden, müssen wir bereits einwirken: Wir umschließen etwas, um seine Form zu erkunden, wie heben es, um sein Gewicht zu spüren, wir streichen an einem Gegenstand entlang, um seine Kontur zu erspüren, Härte in vertikalen, Rauheit in horizontalen Bewegungen. Um einwirken zu können, brauchen wir das Wahrnehmen, z. B. das Ertasten eines Werkzeuges oder im Erspüren einer Substanz, die wir behandeln.

Jede Wahrnehmung des Tastens vermittelt aber zugleich auch eine Wahrnehmung der eigenen Leibesgrenze – so gewährt der Tastsinn die Erfahrung, sich selbst als begrenzte, lebendige Einheit zu erleben. In unserer Weltbegegnung verbürgt der Tastsinn die Gewissheit von Wirklichkeit:[18] was wir anfassen können, ist anwesend; wir überzeugen uns von seiner Existenz gerade dadurch, dass wir darauf einwirken können.

Auch Werkzeuge müssen erspürt und ertastet werden, will man sie sachgerecht benutzen. Das Spüren reicht bis in die Spitze dieser Werkzeuge hinein, die Nadel, der Schraubenzieher, der Stift – sie werden Teil unseres Körpererlebens, so wie sich das Körpererleben über sie hinaus dehnt. Die Hand ist damit auch das Organ, welches den Raum des Körpers überschreitet, ohne ihn ganz zu verlassen: in jeder Handlung

---

[18] Ratcliffe, M. (2013).

mit den Dingen, noch mehr mit Instrumenten, noch weiter in der Zeigegeste.[19]

So spielen Handeln und Wahrnehmen ineinander, Bestimmen und Sich-bestimmen-lassen; Handeln ohne Wahrnehmung wäre blind, vielleicht gewalttätig, Wahrnehmen ohne Handlungsmöglichkeit ergäbe Ohnmacht. Handeln in Könnerschaft und Verantwortung verbindet Gespür und Gestaltungsimpuls.

Der Erwerb von Fähigkeiten ist ein langer und oft mühsamer Prozess. Es beginnt mit dem Lernen des Tastens und des Greifens. Das erste Greifen erfolgt noch reflexhaft: der Säugling *muss* greifen, sobald die Handfläche eine Berührung erfährt. Der Greifreflex muss überwunden werden, will das Kind zu einer intentionalen Greifhandlung kommen.

Auch andere Reflexe und die Stellungsreaktionen des Säuglings stehen mit Armen und Händen in Verbindung, sie werden in der Bewegungsentwicklung des ersten Jahres zurückgedrängt oder überwunden und machen einem gezielten Bewegen und Ausrichten im Raum Platz.

Es dauert viele Monate, bis das kleine Kind die Standardformen des Greifens ausgebildet hat. An der folgenden Abbildung aus einer bemerkenswerten Studie von Connolly und Dalgleish[20] ist zu sehen, in welch individueller Weise sich Kleinkinder im Alter von 15 Monaten das Greifen eines Löffels erschließen oder aneignen, im Durchgang durch Formen, die noch nicht funktional sind (Abb. 3).

Obwohl das motorische Repertoire der jüngeren Kinder begrenzter ist als das der älteren Kinder, weisen sie eine größere Vielfalt von Bewegungsmustern auf. Die weiter entwickelten, funktionalen Formen hingegen sind uniformer, denn sie repräsentieren die optimale Anpassung der Bewegung an die Form und Funktion des Werkzeugs. So lernt das

---

19 Tallis, R. (2010).

20 Connolly, K. / Dalgleish, M. (1989).

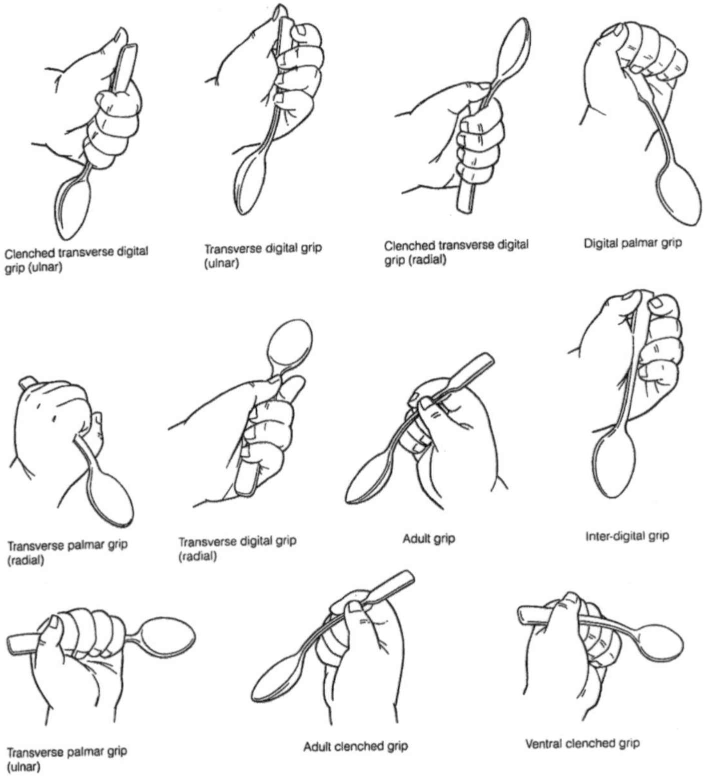

Abbildung 3: Formen des Greifens (Connolly, K. / Dalgleish, M. (1989), 898).

Kind eine Fülle von Tätigkeiten, indem die hier zugrunde liegenden Gesetze verinnerlicht werden. Auf diese Weise folgen wir Eigenschaften von Materialien, Werkzeugen, Instrumenten. Je besser wir dies tun, umso größer wird unser Repertoire, mit dem wir dann unsere Intentionen umsetzen können. So bringen wir uns handelnd mit den Gesetzmäßigkeiten von Weltbereichen in Übereinstimmung. Georg Kerschensteiner, der Begründer der Arbeitsschulbewegung, hatte diese fortwährende Übung in Sachlichkeit oder auch Bescheidenheit im Blick, als er über den Bildungswert von Arbeit nachdachte.[21] Denn das Instrument klingt nicht, wenn wir es nicht korrekt handhaben; die Pflanzen wachsen nicht, wenn die Samen nicht in der richtigen Tiefe mit dem richtigen Abstand gesetzt, der Boden nicht vorbereitet ist; falsch bewegt, gerät der Sägeschnitt schief, die Säge bleibt stecken.

Je mehr wir uns hier einfügen, uns bestimmen lassen, umso mehr vergessen wir uns. Das Selbst, nicht verstanden als mentales Modell, sondern als reale Kraft, stärkt sich, indem es sich verbindet, sich in Einklang bringt. Wir tauchen in das Handeln ein und finden uns dann wieder im Spiegel des Gelungenen, im Werk unserer Hände. Über das Lernen und Üben gewinnen wir Potentiale: Wir haben Optionen. Damit befinden wir uns zudem auf einer weiteren Stufe von Freiheitsgraden.

Von pädagogischer und psychologischer Seite sind die Rückwirkungen auf die seelische Gesundheit und die Ausbildung der Persönlichkeit aus vielen Perspektiven beschrieben worden: Wir erleben uns als fähig oder ‚selbstwirksam', wir manifestieren uns in den Spuren unserer Tätigkeiten, die sinnvoll, überschaubar und ‚handhabbar' sind – damit sind die Kernaspekte des Salutogenese-Begriffs angedeutet.[22] Erik Erikson nannte für die Volksschuljahre die Entwicklung von „Werksinn" als das zentrale Erlebnis der psychosozialen Entwicklung und stellte dieses dem Minderwertigkeitsgefühl entgegen.[23] Wir können erfahren, dass kooperatives Handeln eine gemeinschaftsbildende Wirkung haben kann, bemerkenswerterweise über Sympathien und Antipathien hinweg.

Die Beschäftigung mit der Hand bietet eine Gelegenheit, etablierte psychologische und philosophische Konzepte des Willens zu überdenken, die einem ‚Kommandozentralen-Begriff' ähneln, hin zum Verständnis vom Willen als einer ver-

---

[21] Kerschensteiner, G. (1968), 46–62.
[22] Antonovsky, A. (1997).
[23] Erikson, E. H. (1987), 98ff.

körperten, sensiblen und situierten Kraft, die in einem aktiven Resonanzverhältnis mit der Umgebung lebt.

Motorik und Denken

Eine Betrachtung über die Hand kommt nicht ohne Verweis auf die Bedeutung der motorischen Entwicklung für das Denken aus. Dabei ist auf die Kontroverse um zentrale Gedanken Jean Piagets zu verweisen, die hier im Einzelnen nicht nachvollzogen werden kann. Doch wir können festhalten, dass Säuglinge mit einer Art Kernwissen oder besser: Kernvorstellungen über Gegenstände, Lebewesen und Personen auf die Welt kommen. Diese Vorstellungen sind aber noch nicht miteinander verbunden. Erst durch das praktische Handeln werden sie individualisiert und ‚überschrieben' (Karmiloff-Smith[24]). Individualisierung, Verkörperung und Flexibilisierung der Vorstellungen bilden die Voraussetzung für den Erwerb abstrakter Konzepte. So setzt der Erwerb des Zahlbegriffs, der auf angeborenen Mengenvorstellungen gründet, das zeigende Denken voraus, mit dem Mengen individualisiert werden.[25] Die Universalität abstrakter Konzepte baut auf der Verkörperung und Individualisierung von Vorstellungen auf. Viele abstrakte Konzepte werden zuerst körperlich erfahren und dann in den Raum der Sprache und des Denkens übertragen (Metamorphose). Empirische Studien ergeben eine Fülle von Zusammenhängen zwischen Feinmotorik, Sensomotorik, Händigkeit (also die Dominanz) und der späteren Entwicklung von Sprache und Sprachverständnis, von mathematischen und räumlichen Vorstellungen, von Maßen der Schulreife.[26] Auf der anderen Seite

---

24 Karmiloff-Smith, A. (1995).

25 Graham, T. A. (1999).

26 Fischer, U. / Suggate, S. P. / Stoeger, H. (2017); Suggate, S. / Pufke, E. / Stoeger, H. (2016a); Suggate, S. / Pufke, E. / Stoeger, H. (2016b).

weisen Forschungen auf motorische oder sensomotorische Probleme bei Entwicklungsstörungen hin, welche nicht im engeren Sinne Störungen der Motorik sind.[27] Dies lässt sich angesichts der Tatsache verstehen, dass auch an der Wurzel des sozialen Handelns und Verstehens Bewegung und die Resonanz fremder Bewegung steht.

Die Hand im Bildbereich – Gesten

Wenn das Kind gegen Ende des ersten Jahres den sogenannten Pinzettengriff erwirbt, dann hat sich das Greifen in hohem Maße differenziert: es kann eine Perle oder ein Reiskorn aufnehmen. Das Greifen erreicht dadurch die höchste Konzentration. Dies ist zugleich der Moment, in der die Hand über sich hinwegweist: das Kind erobert die Zeigegeste. Wie jeder Schritt in der Entwicklung hat auch sie Vorläufer. So streckt das kleine Kind die Arme aus, um nach einem Gegenstand zu langen oder um aufgenommen zu werden. Sein Blick ist hier auf den Gegenstand oder die Person gerichtet, Blick und Bewegung bilden eine Achse. Doch erst Ende des ersten Lebensjahrs kommt das Kind zum Zeigen im eigentlichen, deklarativen Sinne. Damit verbindet es zwei Sphären, die vorher getrennt waren: die Sphäre der sozialen Begegnungen und die der Gegenstandswelt.[28] So konfiguriert sich das Dreieck, in dem alle Referenz gründet: aus dem Zeigenden, einem Gegenstand und einem Adressaten. Jedes Gespräch, jeder Unterricht und natürlich jedes gemeinsame Handeln und Arbeiten gründet auf dieser Zeigestruktur – die gemeinsame Ausrich-

---

[27] Exemplarisch für den Autismus im Hinblick auf motorische Geschicklichkeit siehe z. B. Ghaziuddin, M. / Butler, E. (1998); MacNeil, L. K. / Mostofsky, S. H. (2012). Für das Verhältnis von haptischer Wahrnehmung bei Personen mit Autismus siehe Miguel, H. et al. (2017). Für die haptische Wahrnehmung bei Personen mit Anorexia nervosa siehe Grunwald, M. et al. (1999).
[28] Trevarthen, C. / Hubley, P. (1978).

tung auf einen Inhalt oder ein Ziel. Sie gelingt, wenn beide Aspekte, das Verhältnis zur Sache und das Verhältnis zu den Partnern, in einem dynamischen Gleichgewicht stehen. Das Zeigen ist gleichsam die erste Geste des Kindes, und zugleich die universellste, die es gibt. Wir könnten deiktische Begriffe und Personalpronomen nicht erfassen, verstünden wir die Zeigegeste nicht.

Wenn das Kind zeigt, dann kündigen sich zugleich die ersten Worte an. Sprache und Geste entwickeln sich in Korrespondenz zueinander, und es ist die Geste, welche die Sprache vorbereitet. Nach dem Zeigen bilden sich die ersten Worte, und wenn das Kind ein Wort mit einer Geste verbindet, dann wird es bald darauf auch Zweiwortsätze aussprechen können. So ist die Entstehung der Sprache eng mit der Entfaltung von Gesten verbunden. Beides entwickelt sich synchron und stets geht die Geste voran, wie die folgende Abbildung von Elisabeth Bates und Frederic Dick zeigt (Tabelle 1).

Tabelle 1: Meilensteine in Sprache und Geste (nach Bates, E. / Dick, F. (2002)).

Alter	Sprache	Bewegung
6–8 Monate	rhythmische Lautbildung	rhythmische Handbewegungen
8–10 Monate	Wortverstehen	deiktische Bewegungen, gestische Routinen, erster Werkzeuggebrauch
11–13 Monate	Worte; Nennen	wiedererkennende Gesten
18–20 Monate	Wortkombinationen	Geste und Wort, Geste und Geste
24–30 Monate	Grammatikalisierung	Sequenzen von 3 bis 5 Gesten

Die Zeigegeste wird häufig auch in ihrer abstrakten Form verwendet, im Rahmen von Diskussionen und Besprechungen, in denen komplexe Sachverhalte und Beziehungen dargestellt und damit verankert werden.

Neben den Zeigegesten gibt es eine Vielfalt weiterer Gesten, welche man über ihre Form und ihre Funktion beschreiben kann. *Expressive Gesten* dienen neben der Mimik und der Stimme dem emotionalen Ausdruck. Sie helfen uns zu erkennen, wie sich jemand fühlt, aber auch, gleichsam im Rückbezug, spüren wir selbst, wie es uns geht.

Interaktionale oder *pragmatische Gesten* regulieren die Kommunikation. Hierzu gehören Gesten, welche jemanden auffordern, etwas zu sagen, oder ihn daran hindern wollen. Zu nennen sind hier auch sogenannte *Beats*, Gesten die durch eine Auf- und Abbewegung ausgeführt werden. Sie dienen u. a. dazu, das eigene Sprechen einzurahmen und mit Sprache und Gesten zu synchronisieren. Damit tragen sie bei zur rhythmischen Struktur eines Dialoges.

Ikonische oder *repräsentationale Gesten* gelten häufig als der Inbegriff von Gesten. Sie zeigen die Größe oder den Umfang eines Gegenstandes, können aber auch Bewegungen, Handlungen und Situationen abbilden. Diese Gesten sind eng mit Worten verbunden. Oft bilden Gesten und Worte zusammen die Aussage, und nicht nur in einer solchen Weise, dass die Geste die Bedeutung der Worte verstärkt oder untermalt. Vielmehr geben Gesten zusätzliche Eigenschaften oder Aspekte dessen wieder, was in der Sprache ausgedrückt wird. Gesten und Sprache bilden zwei Medien, in denen Bedeutungen manifestiert werden.[29] Dabei sind es häufig Aspekte, die den Sprecher besonders beindruckt haben, welche in der Gestik aufgenommen werden, nicht irgendwelche Inhalte, die wir in der Gestik vermitteln. Von der Gestenforscherin Cornelia Müller liegt eine Unterscheidung dieser Gesten in vier Gruppen vor – vier Formen der Repräsentation:[30]

– Gesten können *zeichnen*, indem sie den Umriss eines Gegenstandes darstellen.

[29] McNeill, D. (1992).
[30] Müller, C. (2014).

- Sie können Handlungen repräsentieren, indem sie tatsächliche manuelle Aktivitäten abbilden.
- Sie können einen Gegenstand oder eine Situation gleichsam *plastisch* darstellen, z. B. eine Schüssel durch die zwei gewölbten Handinnenflächen.
- Sie können eine ganze Szene vergegenwärtigen, als eine Skulptur, wie z. B. wenn man mit der einen Hand ein Papier abbildet und mit dem Finger der anderen Hand darin schreibt.

In Verbindung mit der musikalischen Dimension von Gestik (s.o.) kommt hier ein ästhetisches und individuelles Element der Gestik zum Tragen, insofern die ikonische Gestik eine Vielfalt von Möglichkeiten in sich trägt und einen hohen individuellen Spielraum schöpferischer Bewegung eröffnet.

Eine weitere Form von Gesten bilden die sogenannten *Embleme*; sie veranschaulichen nicht eine besondere Situation oder einen Gegenstand, sondern stehen im Grunde für einen Begriff, sie sind somit konventionalisiert, wie z. B. die OK-Gesten, und haben auch interkulturell durchaus unterschiedliche Bedeutungen. Von den Zeigegesten über die ikonischen Gesten bis zu den Emblemen ergibt sich eine Folge, welche vom Raum über die Bildebene hin zur Begriffsebene führt.

Auch das Spiel als das zentrale Lebens- und Lernmedium von Kindern gründet auf Gesten: Zeigegesten, expressiven Gesten und vor allem auf repräsentationalen Gesten. Was Kinder gesehen und erfahren haben, was sie sich ausdenken, das wird weiter ausgestaltet im Als-ob-Spiel nachgeformt, inszeniert. Auch hier gibt es eine Beziehung zum Denken: Die Bewegungen begründen Vorstellungsbildung und Phantasie, man kann förmlich beobachten, wie aus den Handlungen neue Bilder aufsteigen. Die Abhängigkeit von realen Gegenständen wird nach und nach geringer, je stärker Erinnerung und Vorstellungstätigkeit werden. Das Als-ob-Spiel bildet auch insofern eine wesentliche Grundlage für das Denken, als es die Fähig-

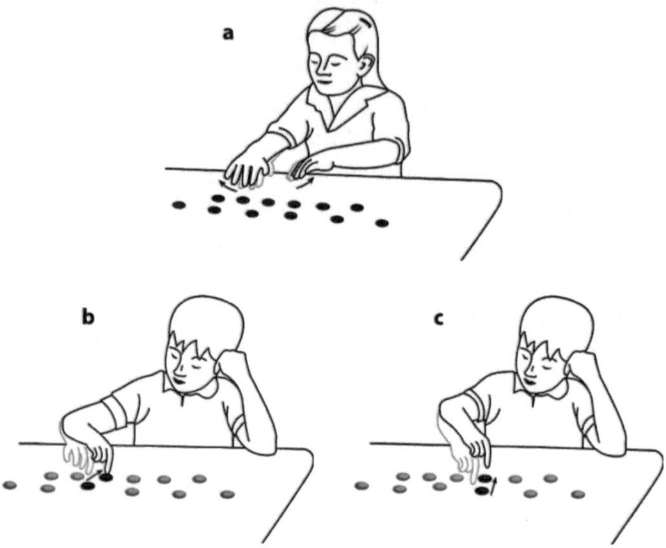

Abbildung 4 (aus Goldin-Meadow, S. / Alibali, M. W. (2013), 266)

keit vorbereitet, Perspektiven anderer Akteure wahrzunehmen, zu verstehen und zu übernehmen. Psychologische Forschungen zeigen en détail, wie eng Gesten nicht nur mit der Sprache verbunden sind, sondern auch mit dem Denken. Wir gestikulieren mehr, wenn wir ein Problem zu lösen haben, wenn wir eine Entscheidung zu treffen haben oder wenn wir uns erinnern müssen. Insbesondere die umfangreichen Forschungen von Susan Goldin Meadow und ihrer Arbeitsgruppe belegen, dass Gesten nicht nur ein ausführendes Organ des Denkens sind, sondern ein Organ eigenen Rechtes in der Entstehung des Denkens und Wissens.[31] Dies illustriert das folgende Experiment (Abb. 4).

Das Kind ist hier mit einer klassischen Piaget'schen Aufgabe zur Untersuchung der kindlichen Denkfähigkeiten be-

[31] Goldin-Meadow, S. / Alibali, M. W. (2013).

schäftigt, es geht um Mengenkonstanz. In dieser Aufgabe liegen zunächst zwei Reihen mit Steinen nebeneinander. Dann wird eine Reihe auseinander gelegt, also der Abstand der Steine wird vergrößert, so dass die Reihen nun unterschiedlich lang, aber in der Anzahl noch gleich sind. Wenn man Kinder nun fragt, ob die Reihen nun die gleiche Anzahl von Steinen haben, so bejahen dies die Älteren; jüngere Kinder lassen sich von dem Anschein hier noch täuschen. Die beiden hier abgebildeten Kinder haben beide das Konzept des Mengenerhaltes noch nicht verstanden, und dennoch unterscheiden sie sich, und zwar in der Geste:

Das Kind in a) denkt, dass nun die Anzahl in der längeren Reihe größer geworden ist, und es sagt: „Ja, weil Sie die Steine auseinandergelegt haben." Während es dies sagt, führt es in der Geste eine Bewegung aus, welche das Gesagte unterstreicht. Geste und Sprache sind im Einklang. Das Kind in b) und c) sagt das Gleiche: „Sie haben die Steine auseinander gelegt", mit seinen beiden Bewegungen in b) und c) aber weist es darauf hin, dass die Steine in beiden Reihen als Paare gesehen werden können: In der Geste erscheint die Eins-zu-Eins Entsprechung der Steine, die in der Sprache noch nicht auftaucht: Geste und Sprache sind nicht im Einklang (mismatch). Nun zeigen die Forscher, dass Kinder, bei denen dies der Fall ist, auf dem Wege sind, das alte Konzept gegenüber dem neuen Konzept, der Eins-zu-Eins Entsprechung, aufzugeben. Die Geste zeigt hier eine Bereitschaft beim Kind an, etwas hinzuzulernen. Bemerkenswerterweise sind es zumeist die Gesten, in denen das neue Konzept auftaucht. Beispiele für diese Prozesse fand Goldin-Meadow inzwischen in der Mathematik, in der Chemie und dem Nachdenken über moralische Urteile, bei Kindern wie bei Erwachsenen.[32] Sensitive Lehrer nehmen diese Gesten unbewusst auf und verändern ihre Instruktionen daraufhin. Auch gibt es Belege dafür, dass Kinder im Lernen unterstützt

---

32 Goldin-Meadow, S. / Alibali, M. W. (2013).

werden, wenn man sie dazu ermuntert, Gesten zu verwenden, und dass man mit Gesten z.T. Vorgänge besser nachvollziehen kann, als wenn man sie direkt, am Objekt, ausführt.[33] Damit bilden Gesten ein eigenes Medium der Repräsentation und des Denkens – ein noch nicht bewusstes und damit auch nicht sprachfähiges Denken, ein Denken im keimhaften Zustand, das künftiges Wissen vorausnimmt. Die Geste erarbeitet, was später zu Vorstellung und Wissen wird. Solche Prozesse sind auch in Beratung oder Therapie wirksam, wenn neue Ideen oder Perspektiven aus der Bewegung entwickelt werden. In gemeinsamen Arbeitsprozessen, z. B. einer Kfz-Werkstatt, dienen Gesten der Klärung von technischen Problemen oder zur Sequenzierung von Arbeitsschritten.[34]

Auch tragen Gesten zur *Erhöhung von Freiheitsgraden* bei: Denn mit ihnen ergibt sich die Möglichkeit, Gedanken und Gefühle auch leiblich, nicht nur sprachlich, in Erscheinung zu bringen und weiter zu entwickeln, kognitive Belastung zu reduzieren und den mentalen wie den kommunikativen Spielraum zu erweitern.

Die Hand im Begriffsfeld

Im Schreiben von Buchstaben, Zahlen, Zeichen, Noten, sowie in den Gebärden der Gebärdensprache, liegen keine oder kaum noch abbildende Beziehungen zwischen Bewegung und Inhalt vor. Der Freiheitsgrad wird *zunächst* eingeschränkt: Wir binden uns, mit Bewegungen in einem sehr kleinen Bewegungsradius, verdichtet und sehr fein gesteuert, an eine kleine Zahl von konventionalisierten Zeichen, mit denen wir dann Welten ausdrücken können – jedoch nur über den Weg des vorstellenden Denkens.

---

33 Goldin-Meadow, S. / Beilock, S. L. (2010).

34 Streeck, J. (2008).

Auf der manuellen Ebene liegen hier Verdichtung, Reduktion, Vereinheitlichung und Beschleunigung vor. Durch diese Reduktion in Verbindung mit Vorstellungsbildung und Abstraktion gewinnt man Freiheit und Distanz, eine unendliche Fülle von Inhalten zu schaffen. Es ist nur über den Weg von Zeichen möglich, zu einem freien, explizit-abstrakten Denken zu kommen.[35] Darin liegt eine weitere Form der Befreiung: in der zeichengestützten Abstraktion löst sich das Denken aus unmittelbaren Wahrnehmungen und Vorstellungen.

Damit ergeben sich vier Stufen in der Ausbildung von Freiheitsgraden und Handlungsmöglichkeiten: auf der basalen Ebene die Ausbildung und Erübung vielfältiger Bewegungsmöglichkeiten, auf der nächsten Stufe der Erwerb von Fertigkeiten im Umgang mit Gegenständen und Werkzeugen. Gesten geben neue kognitive und kommunikative Möglichkeiten und durch den Gebrauch von Zeichen wird das abstrakte Denken ermöglicht. Der hier angelegte Freiheitsbegriff kennzeichnet zunächst eine Zunahme an motorischen, kommunikativen und mentalen Freiheitsgraden im Hinblick auf den Menschen als Naturwesen, wie ihn bereits Herder in seiner Rede vom Menschen als „ersten Freigelassenen der Schöpfung"[36] charakterisierte. Dass diese Freiheit nicht als eine absolute verstanden werden kann, ist selbstverständlich. Kulturelle und gesellschaftliche Prägungen, die Einübung von Habitualisierungen, Ritualen und disziplinierenden Verhaltensmustern treten an die Stelle von instinktiven Verhaltensweisen oder ‚überformen' diese. In dem Prozess der Sozialisation spielt z. B. die soziale Ausformung von Gesten eine entscheidende Rolle,[37] wobei in allen sozialen Ebenen erhebliche Unterschiede darin bestehen können, welcher Freiraum dem Individuum in seiner Selbstbildung ermöglicht wird. Daran knüpft

[35] Olson, D. R. (1996).
[36] Herder, J. G. (1965), 143.
[37] Gebauer, G. / Wulf, C. (1998).

sich eine von vielen weiteren pädagogischen Fragen in Zusammenhang mit der Bildung der Hand an, diese können jedoch an dieser Stelle nicht bearbeitet werden.[38]

Therapeutische Aspekte der Hand

Die hier geschilderten – und weitere – Aspekte lassen sich zunächst zu einer phänomenologischen Diagnostik am Beispiel der Hand ausarbeiten, wie an folgendem Beispiel angedeutet.

Wesentliche Kernsymptome des Autismus beziehen sich auf die Gestik: das häufige Fehlen von deklarativen Gesten, die eingeschränkte Gestik überhaupt, die Beeinträchtigung des Als-ob-Spiels, welches von symbolischen Gesten lebt. Damit einher gehen die Schwierigkeiten, andere Perspektiven zu erfassen. Studien finden schon früh Beeinträchtigungen in der Motorik im Allgemeinen, insbesondere der Feinmotorik.[39]

Motorisch auffällig sind weiterhin stereotype Bewegungen und Rituale. Hier werden die Hände häufig selbst zum Objekt der Wahrnehmung, z. B. wenn Kinder auf Gegenstände oder Flächen klopfen, die Hände vor die Augen nehmen und die Bewegungen der Finger betrachten. Sie zeigen eine hohe Berührungsempfindlichkeit, manchmal auch eine starke Unempfindlichkeit. Viele dieser Kinder und Jugendlichen interessieren sich für Zeichen, Buchstaben, Zahlen und nicht selten auch solche, die als kognitiv beeinträchtigt gelten. Manche Kinder bringen sich das Lesen selbst bei, manche können lesen, ohne zu verstehen. Diese und weitere Phänomene lassen sich zu einem kohärenten Bild weiter entwickeln, im Sinne einer vertieften, leibbezogenen Diagnostik.[40]

---

[38] Siehe hierzu Schmalenbach, B. (2019).

[39] Ghaziuddin, M. / Butler, E. (1998); MacNeil, L. K. / Mostofsky, S. H. (2012).

[40] Schmalenbach, B. (2007).

Im Zusammenhang mit Hyperaktivität steht das Primärsymptom der Impulskontrolle – Bewegungen, die sich verselbstständigen, aber häufig auch subtilere Phänomene, wie z. B. eine eingeschränkte Mimik und Gestik, sowie Bewegungsmuster, die häufig reflektorisch sind. In manchen psychiatrischen Krankheiten richtet sich die Hand gegen den eigenen Körper, in anderen wirken Hände und Arme unbelebt, nicht integriert. Es gibt Hände, welche scheinbar keinen Widerstand geben oder aufbauen können, Zwangsbewegungen verweisen auf einen eingeschränkten Freiraum der Bewegungen u. a.m. Die Arbeitsgruppe des Haptik-Forschers Martin Grunwald ermittelte Beeinträchtigungen der erkennenden Tastwahrnehmung von sensorischen Profilen bei Versuchspersonen, die an einer Magersucht leiden, etwas Ähnliches fanden die Forscher auch bei Personen mit einer leichten oder beginnenden kognitiven Beeinträchtigung.[41]

Beobachtungen der Hände und des Umgangs mit ihnen können zu einer auf den Leib bezogenen Diagnostik in phänomenologischer Ausrichtung beitragen, als Ergänzung, vielleicht auch als Fundament für klassische Formen des Diagnostizierens. Eine phänomenologische Herangehensweise beschränkt sich natürlich nicht auf die Hände: Blick, Haltung, Mimik, Stimme, Körperhaltung und Körperspannung werden ebenfalls einbezogen in dem Bemühen, eine Person nicht allein in ihrem Verhalten, sondern in ihrem leiblichen Sich-in-Erscheinung-bringen zu verstehen. Dazu gehören auch Gesten: Therapeutinnen und Therapeuten können an Gesten ablesen, was der Sprache z. B. in der Beratung oder der Psychotherapie noch nicht verfügbar ist.[42] Therapeuten nehmen in der Gestaltung des Rapportes diese und andere Bewegungen, auch unbewusst, auf.

---

[41] Grunwald, M. et al. (1999); Grunwald, M. (2017), 186 f.; Grunwald, M. et al. (2002).

[42] Streeck, U. (2009).

In der Begleitung von Personen mit schweren Beeinträchtigungen von Sprache und Kommunikation bildet der leibliche Dialog im Konzept der Basalen Kommunikation das primäre Medium des Austausches.[43] Hier tritt die Berührung an die Stelle von Sprache. Die Pflege und Altenpflege kennen ähnliche Situationen, in denen das Berühren und Tasten einerseits gleichsam ein Hören wird auf die Sprache der Körpers, andererseits ein Impulsieren, ein Halten, ein Besänftigen.

Im Zusammenhang mit ärztlicher und pflegerischer Tätigkeit in den Heilberufen unterscheiden Xavier Escribano und Albert Pérez-Bellmunt drei Funktionen der Hand, die sich durchaus überschneiden können:[44]

- als instrumentelle Hand: eingreifend, behandelnd – operativ, bewegend, stützend,
- als noetische Hand: fühlend, abtastend, abklopfend, um diagnostische Erkenntnisse zu erzielen,
- als pathische, affektive Hand: versorgend, stützend, tröstend, ermutigend.

Hinsichtlich dieser letzten Form verweisen Forschungen darauf, dass Berührungen und Massagen schmerzlindernd sein können, das Immunsystem stärken und zur Entspannung beitragen.[45] In der gelingenden leiblichen Zuwendung vermittelt die Berührung Halt und Anerkennung, eine Bestätigung für den leidenden Patienten in seinem Körper. Sie trägt dazu bei, ihn oder sie für Momente mit seiner oder ihrer Lage zu versöhnen oder sie besser zu ertragen. Berührungen knüpfen an die Tiefenschichten der Existenz und an frühe Erfahrungen an, in denen die Berührung die primäre Form der Anerkennung und der Wertschätzung darstellt.

---

[43] Mall, W. (1995).

[44] Escribano, X. / Pérez-Bellmunt, A. (2017).

[45] Crane, J. D. et al. (2012); Ditzen, B. et al. (2007) nach Grunwald, M. (2017).

Soziale Wahrnehmung in ihren vielen Facetten bleibt stets auf den Körper bezogen: Sie beginnt leiblich und behält diese leibliche Resonanz auch in der Begegnung und in der Distanz. Daher können uns Begegnungen, wie die Sprache uns bezeugt, ‚beeindrucken', ‚beleben', ‚erwärmen' oder ‚kalt lassen', ‚aus dem Gleichgewicht bringen'. All diese Wendungen – und auch neurowissenschaftliche Forschungen – weisen darauf hin, dass Begegnung an die leibliche Resonanz gebunden bleibt. In der Pflege, auch in der intimen Begegnung, kehrt dieser Prozess wieder an seine Wurzel zurück.

Für das heilpädagogische und psychotherapeutische Arbeitsfeld stellt sich die Frage nach Entwicklungsumgebungen und Teilhabemöglichkeiten: nach Tätigkeiten, Milieus, Materialien und sozialen Zusammenhängen, in denen die Betroffenen positive Handlungserfahrungen machen können. Sicherlich ist hier der allgemeine therapeutische Wert von künstlerischen Therapien, Arbeitstherapie, tiergestützter Arbeit, Tätigkeiten in der Natur usw. angesprochen. Doch für den einzelnen Klienten steht immer wieder die Frage danach im Vordergrund, an welchen Orten oder in welchen Situationen sie ihre Intentionalität, welche behindert, erloschen oder verloren wurde, (wieder) finden, bahnen oder wecken können – um die Wirksamkeit des eigenen Selbst zu erleben und zu genießen, um Schwellen zu überwinden oder Grenzen zu finden.

Personen mit Beeinträchtigungen benötigen häufig Brücken für die Entfaltung ihrer Potentiale und zur Ermöglichung von Teilhabe. Beispiele hierfür sind die Brailleschrift, die Gebärdensprache, das Handalphabet oder auch Talker.

Der Sozialtherapeut Hein Kistner erarbeitete im Rahmen eines Forschungsprojektes ein Konzept, um Menschen mit Beeinträchtigungen Gelegenheiten zu bieten, am Arbeitsprozess mitzuwirken.[46] Die leitenden Prinzipien dieses Konzeptes bil-

---

[46] Kistner, H. (2005).

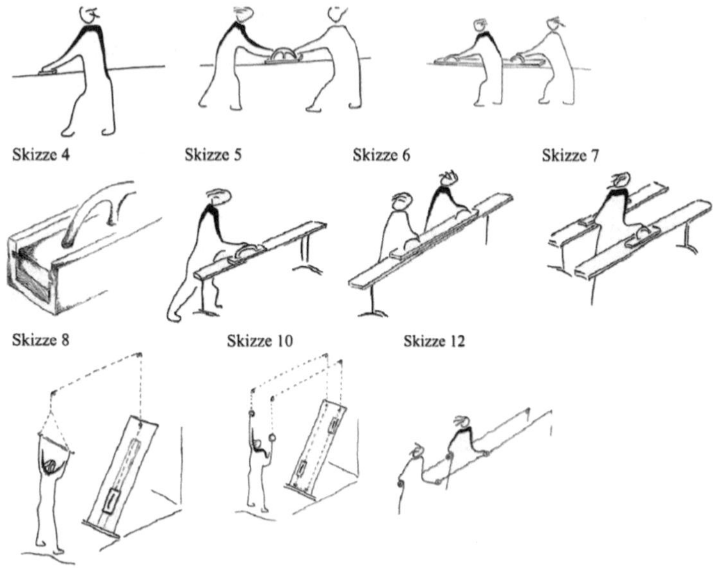

Abbildung 5 (nach Kistner, H. (2005))

den das Prinzip der Selbstständigkeit, das Prinzip der gemeinsamen Arbeit und das Prinzip der individuellen Arbeitsbewegung. Kistner berichtet u. a. von einer jungen Frau, die gerne in der Schreinerei Schleifarbeiten durchführt, aber große Mühen hat, ruhig bei einer Arbeit zu verweilen. Sie braucht erhebliche Begleitung und Führung, aber hat gleichzeitig große Mühen, wenn sie zu eng begleitet wird. Aus dieser, hier sehr knapp zusammengefassten Ausgangslage ergab sich die Aufgabenstellung, die Arbeitsbewegung des Schleifens zu modifizieren. So entwickelten die Begleiter der jungen Frau Arbeitsplätze, welche sowohl den sachlichen Erfordernissen der Arbeit als auch den Gegebenheiten der Mitarbeiterin Rechnung trugen. Die folgende Abbildung zeigt eine Auswahl dieser Arbeitsplätze, welche der jungen Frau und anderen Kolleginnen und Kollegen eine Teilhabe am gemeinsamen Arbeitsprozess ermöglichten (Abb. 5).

Die Hand im digitalen Zeitalter

Das digitale Zeitalter hat die oben beschriebene Entwicklungsfolge von Raum, Bild und Begriff umgekehrt. Zuerst wurden Zahlen und Begriffe erfasst, im nächsten Schritt wurden virtuelle Bildwelten entwickelt, bis hin zur Veränderung der Gegenstandswelt durch digitale Technologien: Smart Homes, 3D-Drucker, bis dahin, dass digital vermittelte Informationen wieder auf den Körper zurückbezogen werden, wie bei der Verwendung von virtuellen Brillen. Für viele Menschen mit einer Behinderung eröffnen sich hier große Entwicklungsmöglichkeiten, wenn ihnen die entsprechenden Ressourcen zur Verfügung gestellt werden: Prothesen und Implantate, Exoskelette, smarte Technologien im Haus und Sprachausgabegeräte. Eine weitere Tendenz betrifft den Ersatz vieler Tätigkeiten durch Maschinen und Roboter, in der Produktion wie in der Dienstleistung. Betrachtet man den Umgang mit digitalen Medien aus der Perspektive der Hand, so ergibt sich das Folgende: Die motorische Tätigkeit wird beschleunigt und zugleich in ihrer Vielfalt reduziert, im Antippen, Klicken und Wischen. Unabhängig davon, worum es geht, sind es die stets gleichen Bewegungsmuster auf glatten, haptisch neutralen Oberflächen, mithin um den Preis einer maximalen sensorischen Reduktion.[47]

Mit den digitalen Technologien werden große Distanzen überwunden, alle möglichen Dinge, Leistungen und Wissensbestände werden erreichbar, immer vorausgesetzt, man befindet sich dort, wo die Ressourcen sind. Der Kreis von Handlung und Wahrnehmung der Wirkung dehnt sich unendlich aus, die Handlungen beschleunigen sich, die Frage nach der Verantwortlichkeit stellt sich neu.

Der Philosoph Günther Anders benannte bereits in den 50er Jahren des vergangenen Jahrhunderts die „promethei-

[47] Grunwald, M. (2017).

sche Scham" des Menschen, die aus der Kluft zwischen seiner eingeschränkten Handlungsmächtigkeit und der stetig wachsenden Effektivität der Maschinen aufsteigt. Deren Wirkungen übersteigen das Vorstellungsvermögen des Menschen und lockern den ethischen Bezug zur eigenen Handlung. Diesen dennoch herzustellen oder zu bewahren, bedarf es, so Anders, der Ausbildung dessen, was er moralische Phantasie nennt.[48] Während wir mit digitalen Technologien den Weltbezug unendlich ausdehnen und auch zeitlich beschleunigen können, besteht die Gefahr, dass die nahen Dinge und auch die Menschen fremder werden. Damit stellt sich die Bedeutung der Hand von Neuem. Eine mögliche Hypothese besagt, dass die unbegrenzt wachsende Ausweitung des technisch instrumentierten Handlungs- und Wahrnehmungskreises erfordert, sich umso stärker gleichsam leiblich zu verwurzeln.

In diesem Zusammenhang dürfte auch die Wertschätzung praktischer und künstlerischer Tätigkeiten in der Pädagogik umso mehr bekräftigt werden. Ähnliches gilt für die Bereiche von Therapie und Rehabilitation, aber auch in Freizeit und kulturellem Leben.

Zur Frage steht aber auch, ob die Bedeutung der Hand und die mit ihr verbundenen Tätigkeiten auch als eine gesellschaftlich-wirtschaftliche Dimension erfahren werden, angesichts einer Situation, welche Hartmut Rosa durch die Trias von Wachstumszwang, Beschleunigung und Innovationsverdichtung charakterisiert.[49] In der von ihm entwickelten *Resonanztheorie* beschreibt er die damit einhergehende permanente „Weltreichweitenvergrößerung", deren Konsequenzen in Symptomen einer umfassenden „ökologischen, politischen und subjektiven Krise" münden.[50] Dies erfordere eine grundlegende Umorientierung: „Nicht die Reichweite, sondern die

---

[48] Anders, G. (2010), 271 ff.
[49] Rosa, H. (2017), 673.
[50] Rosa, H. (2017), 711.

Qualität der Weltbeziehung soll zum Maßstab politischen wie individuellen Handelns werden."[51] Wie eine solche erfolgen kann, ist Gegenstand zahlreicher und durchaus diverser Konzepte, aber nicht zuletzt auch von Initiativen. Im Hinblick auf das Thema dieses Beitrages sind hier z. B. die Wiederbelebung, Gestaltung und Begründung von Sozialräumen angesprochen, die Veränderung von Produktionsweisen angesichts beschränkter ökologischer Ressourcen, wie z. B. regionale und soziale Landwirtschaft, die Entwicklung eines sozialen (beschützten) Arbeitsmarktes, eine Renaissance manuell hergestellter (und reparierbarer) Produkte, eine stärkere Betonung der Eigenproduktion und von Praktiken des Tauschens und Teilens – im Sinne einer Ökonomie der Nähe und des Maßes, wie sie von Ivan Illich, Leopold Kohr und E. F. Schumacher vorgedacht wurde.

Für das Nachdenken über den Menschen ist es an der Zeit, sich der Bedeutung der Hand in Anthropologie, Psychologie und Pädagogik zu vergewissern und den Menschen stärker von der Hand und ihren Tätigkeiten aus zu denken, etwa bei der Erörterung der Natur des Denkens, der Gestaltung des sozialen Lebens, der Bedeutung des Körpers oder der Frage nach Lebensqualität – im Sinne des abschließenden Zitates von Hans-Georg Gadamer:

> „Verstand und Sinnlichkeit bilden keinen wirklichen Gegensatz. Die Hand ist ein geistiges Organ und unsere Sinne entfalten, sofern sie in der tastenden, greifenden, zeigenden Hand wie von Freiheit inspiriert sind, eigene Intelligenz. Es ist eine Intelligenz der Sinne, eine Offenheit, die sich gegen instinktgebundene Voreingenommenheiten, gegen Vorurteile unkontrollierter Art, gegen emotionale Verzerrung und die wahllose Überschwemmung mit Reizfluten bewahrt. Kultur der Sinne, das heißt am Ende: Entwicklung der menschlichen Urteilsfähigkeit."[52]

---

[51] Rosa, H. (2017), 725.
[52] *Gadamer, H.-G. (1979), 23.*

Literatur

Anati, Emmanuel (2002): Höhlenmalerei. Düsseldorf / Zürich: Patmos.
Anders, Günther (2010): Die Antiquiertheit des Menschen, Bd. 1: Über die Seele im Zeitalter der zweiten industriellen Revolution [1956]. München: Beck.
Antonovsky, Aaron (1997): Zur Entmystifizierung von Gesundheit. Tübingen: DVGT.
Aristoteles (1959): Über die Glieder der Geschöpfe. Die Lehrschriften, hg. von P. Gohlke. Paderborn: Schöningh.
Bates, Elizabeth / Dick, Frederic (2002): Language, gesture and the developing brain. In: Developmental Psychobiology 40 (3), 293–310.
Bell, Charles (1979): The Hand: its mechanism and vital endowments as evincing [1873]. Cleveland: Pilgrim Press.
Connolly, Kevin / Dalgleish, Mary (1989): The emergence of a tool-using skill in infancy. In: Developmental Psychology 25 (6), 894–912.
Crane, Justin D. / Ogborn, Daniel I. / Cupido, Colleen / Melov, Simon / Hubbard, Alan / Bourgeois, Jacqueline M. / Tarnopolsky, Mark A. (2012): Massage therapy attenuates inflammatory signaling after exercise-induced muscle damage. In: Science translational medicine 4 (119), 119ra13.
Ditzen, Beate / Neumann, Inga D. / Bodenmann, Guy / von Dawans, Bernadette / Turner, Rebecca A. / Ehlert, Ulrike / Heinrichs, Markus (2007): Effects of different kinds of couple interaction on cortisol and heart rate responses to stress in women. In: Psychoneuroendocrinology 32 (5), 565–574.
Erikson, Eric H. (1987): Wachstum und Krisen der gesunden Persönlichkeit. In: Ders.: Identität und Lebenszyklus. Drei Aufsätze. Frankfurt: Suhrkamp.
Escribano, Xavier / Pérez-Bellmunt, Albert (2017): The Therapeutic Hand. In: M. Bertolaso / N. Di Stefano (Hg.) The Hand: Perception, Cognition, Action. Cham: Springer International Publishing.
Fischer, Ursula / Suggate, Sebastian Paul / Stoeger, Heidrun (2017): Counting on fine motor skills: links between preschool finger dexterity and numerical skills. In: Developmental Science 21 (4).
Gadamer, Hans-Georg (1979): Der Verlust der sinnlichen Bildung als Ursache des Verlustes von Wertmaßstäben. In: Werkbund Bayern (Hg.): Der Mensch ohne Hand oder Die Zerstörung der menschlichen Ganzheit. Ein Symposion des Werkbundes Bayern. München: DTV.
Gebauer, Gunter / Wulf, Christoph (1998): Spiel–Ritual–Geste. Reinbek: Rowohlt.
Gehlen, Arnold (1976): Der Mensch. Seine Natur und seine Stellung in der Welt. Wiesbaden: Athenaion.
Ghaziuddin, Mohammad / Butler, E. (1998): Clumsiness in autism and Asperger syndrome: a further report. In: Journal of Intellectual Disabilities 42, 43–48.

Goldin-Meadow, Susan / Alibali, Martha W. (2013): Gesture's role in speaking, learning and creating language. In: Annual Review of Psychology 64, 257–283.
Goldin-Meadow, Susan / Beilock, Sian Leah (2010): Action's influence on thought: the case of gesture. In: Perspectives on Psychological Science 5, 664–674.
Graham, Timothy A. (1999): The role of gesture in children's learning to count. In: Journal of Experimental Child Psychology 74, 333–355.
Grunwald, Martin (2017): Homo hapticus: Warum wir ohne Tastsinn nicht leben können. München: Droemer.
Grunwald, Martin / Ettrich, C. / Assmann, B. / Dähne, A. / Krause, W. / Beyer, L. / Rost, R. / Gertz, H.-J. (1999): Haptische Wahrnehmung und EEG-Veränderungen bei Anorexia nervosa. In: Zeitschrift für Kinder- und Jugendpsychiatrie 27 (4), 241–250.
Grunwald, Martin / Busse, Frank / Hensel, Anke / Riedel-Heller, Steffi / Kruggel, Frithjof / Arendt, Thomas / Wolf, Hendrike / Gertz, Herman-Josef (2002): Theta-power differences in patients with mild cognitive impairment under rest condition and during haptic tasks. In: Alzheimer Disease & Associated Disorders 16 (1), 40–48.
Handel, Bettina (1998): Magische Hände. In: M. Wehr / M. Weinmann (Hg.): Die Hand. Werkzeug des Geistes. Heidelberg: Spektrum.
Herder, Johann Gottfried (1965): Ideen zur Philosophie der Geschichte der Menschheit [1784–1791]. Berlin / Weimar: Aufbau.
Husemann, Armin Johannes (1989): Der musikalische Bau des Menschen. Stuttgart: Freies Geistesleben.
Husserl, Edmund (1952): Ideen zu einer reinen Phänomenologie und phänomenologischen Philosophie, 2. Buch: Phänomenologische Untersuchungen zur Konstitution, hg. von M. Biemel. Den Haag: Nijhoff.
Karmiloff-Smith, Annette (1995): Beyond Modularity. Cambridge: MIT Press.
Kerschensteiner, Georg (1968): Der pädagogische Begriff der Arbeit [1923]. Ausgewählte Pädagogische Schriften, hg. von G. Wehle, Bd. 2: Texte zum pädagogischen Begriff der Arbeit und zur Arbeitsschule. Paderborn: Schöningh.
Kistner, Hein (2005): Arbeit und Bewegung. Entwicklungsfördernde Arbeit für Menschen mit schweren Behinderungen. Düsseldorf: selbstbestimmtes lernen.
Leuninger, Helen (2000): Mit den Augen lernen: Gebärdenspracherwerb. In: H. Grimm (Hg.): Enzyklopädie der Psychologie, C III, Bd. 3: Sprachentwicklung. Göttingen: Hogrefe.
MacNeil, Lindsay K. / Mostofsky, Stewart H. (2012): Specificity of dyspraxia in children with autism. In: Neuropsychology 26, 165–171.
Mall, Winfried (1995): Kommunikation mit schwer geistig behinderten Menschen. Heidelberg: Universitätsverlag Winter.

McGinn, Colin (2017): Prehension. The Hand and the Emergence of Humanity. Cambridge: MIT Press.

McNeill, David (1992): Hand and mind. Chicago: University of Chicago Press.

Merleau-Ponty, Maurice (1966): Phänomenologie der Wahrnehmung [1945]. Berlin: de Gruyter.

Miguel, Helga / Sampaio, Adriana / Martínez-Regueiro, Rocío / Gómez-Guerrero, Lorena / López-Dóriga, Cristina Gutiérrez / Gómez, Sonia / Carracedo, Ángel / Fernández-Prieto, Montse (2017): Touch Processing and Social Behavior in ASD. In: Journal of Autism and Developmental Disorders 47 (8), 2425–2433.

Montessori, Maria (1972): Die Intelligenz und die Hand. In: P. Oswald / G. Schulz-Benesch (Hg.): Das kreative Kind. Der absorbierende Geist. Freiburg: Herder.

Müller, Cornelia (2014): Gestural modes or representation as techniques of depiction. In: C. Müller / A. J. Cienki / S. H. Ladewig / D. McNeill / E. Fricke / S. Teßendor (Hg.): Body – Language – Communication. An International Handbook on Multimodality in Human Interaction. Berlin / Boston: de Gruyter.

Oehler, Klaus (1993): Charles Sander Peirce. München: Beck.

Olson, David R. (1996): Literate mentalities. Literacy, consciousness of language, and modes of thought. In: D. R. Olson / N. Torrance (Hg.): Modes of thought. Explorations in culture and cognition. Cambridge: Cambridge University Press.

Pestalozzi, Johann Heinrich (1993): Lienhard und Gertrud. Ein Buch für das Volk [1771–1787]. In: A. Reble (Hg.): Klinkhardts Pädagogischen Quellentexte. Bad Heilbrunn: Klinkhardt.

Radman, Zdravko (2013): The Hand, an Organ of the Mind. Massachusetts: MIT Press.

Ratcliffe, Matthew (2013): Touch and the Sense of Reality. In: Z. Radman (Hg.): The Hand, an Organ of the Mind. Massachussetts: MIT Press.

Rosa, Hartmut (2017): Resonanz. Eine Soziologie der Weltbeziehung. Berlin: Suhrkamp.

Schmalenbach, Bernhard (2007): Eine heilpädagogische Psychologie der Hand. Luzern: Edition SZH.

Schmalenbach, Bernhard (2019): Die Bedeutung der Hand für die Bildung des Menschen. In: S. Stomporowski / A. Redeker / R. Kaenders (Hg.): Bildung – noch immer ein wertvoller Begriff?! Göttingen: V&R unipress, 251–268.

Streeck, Jürgen (2008): Laborious intersubjectivity. Attentional struggle and embodied communication in an auto-shop. In: I. Wachsmuth / M. Lenzen / G. Knoblich (Hg.): Embodied communication in humans and machines. Oxford: Oxford University Press.

Streeck, Ulrich (2009): Gestik und die therapeutische Beziehung. Über nichtsprachliches Verhalten in der Psychotherapie. Stuttgart: Kohlhammer.

Suggate, Sebastian / Pufke, Eva / Stoeger, Heidrun (2016a): Do fine motor skills contribute to early reading development? In: Journal of Research in Reading 41 (1), 1–19.

Suggate, Sebastian / Pufke, Eva / Stoeger, Heidrun (2016b): The effect of fine and grapho-motor skill demands on preschoolers' decoding skill. In: Journal of Experimental Child Psychology 141, 34–48.

Tallis, Raymond (2010): Michelangelo's Finger. An Exploration of Everyday Transcendence. London: Atlantic.

Trevarthen, Colwyn / Hubley, Penelope (1978): Secondary Intersubjectivity: Confidence, confiding and acts of meaning in the first year. In: A. Lock (Hg): Action, Gesture and Symbol. London: Academic.

Wehr, Marco / Weinmann, Marco (1998): Die Hand. Werkzeug des Geistes. Heidelberg: Spektrum.

Wilson, Frank R. (2000): Die Hand – Geniestreich der Evolution. Stuttgart: Klett-Cotta.

Akustische Atmosphären und ästhetische Arbeit im Krankenhaus – Zwei Thesen zu den Herausforderungen in der Krankenpflege

Charlotte Uzarewicz

1. Einleitung

Trotz der seit 2004 geänderten Berufsbezeichnung für Pflegende in „Gesundheits- und Krankenpflege" beziehe ich mich hier explizit auf „*Kranken*pflege als ästhetische Arbeit", weil Situationen des Krank*seins* durch eine ganz besondere Vulnerabilität gekennzeichnet sind. Schon Canguilhem[1] hat die fließenden Grenzen zwischen dem Normalen und dem Pathologischen beschrieben und deutlich gemacht, dass nur das Subjekt selbst Aussagen über sein Kranksein bzw. Gesundsein machen kann und dies nicht unbedingt mit den gesellschaftlichen Normen von Gesundheit und Krankheit übereinstimmen muss. Im Kranksein, verstanden als einem eigenständigen Seinsmodus, entfaltet sich der Nomos des Pflegens, aus dem sich auch der gesellschaftliche Auftrag der Pflege ableiten lässt. Dieser Beitrag geht von einer ästhetisch-leibphänomenologischen Perspektive aus und zeigt exemplarisch zwei zentrale Kontextfaktoren auf, in denen und mit denen Pflege arbeitet. Daraus leitet sich die Begründung ab, warum Pflege keiner reinen Verrichtungsorientierung folgen kann, wenn sie erfolgreich sein will. Der zentrale Fokus ästhetischer Arbeit ist die Untersuchung des Verhältnisses von Umgebungsqualität und subjektiver Befindlichkeit. Dies wird an der ambivalenten Wirkung des Bettes aufzeigt. Ebenso hat die Geräuschkulisse als akustische Atmosphäre enormen Einfluss auf die

---

[1] Caguilhem, G. (1977), 81ff.

Befindlichkeit, sowohl der Pflegenden, als auch der zu Pflegenden. Der Sensibilisierung für (akustische) Atmosphären im Krankenhaus kommt eine zentrale Bedeutung für Prozesse des Krankseins und des Gesundwerdens zu. Der Beitrag endet mit zwei Thesen, die in ihrer Widersprüchlichkeit den ästhetischen Diskurs in Pflege- und Gesundheitswissenschaften anregen soll.

2. Zur Ambivalenz des Bettes[2]

Die zentrale Einheit von Krankenhäusern wird auch als Bettenhaus bezeichnet. Das Bett ist aber nicht nur eine Berechnungsgröße, sondern ein uns allen vertrauter Ort. Aber wie unterscheidet sich das eigene Bett vom Krankenhausbett? Das Bett in der eigenen Wohnung steht meist nicht direkt neben der Eingangstüre. Es wird irgendwie verborgen, weil es kultureller Konsens ist, dass zum Bett eine besondere Privatheit und Intimität gehört. In unseren Breitengraden ist es der Ort des Geborenwerdens und des Sterbens und symbolisiert somit Anfang und Ende des Lebens. Früher baute man das Bett als Schrank in die Wand oder zumindest als feststehendes Möbel, als Immobilie in der Wohnung oder dem Haus. Wer es verrückt, ist verrückt! Kummer, Trauer, plötzlichen Schreck kann man am besten mit einem Tag Bettruhe begegnen. Die Decke über den Kopf ziehen, nichts mehr vom Draußen wissen wollen, ist Zeichen äußersten Rückzuges. Wer dann kommt und die Decke wegreißt, tut demjenigen Gewalt an, der da liegt. „Das Bett wird […] zu innerst als der Ort empfunden, in dem sich die verlässliche Festigkeit des Lebens verdichtet".[3] Ein solcher Rückzugsort ist notwendig, wenn wir im Leben bestehen wollen. Der selbst-ständige

[2] Dieses Kapitel ist weitgehend entnommen aus Uzarewicz, Ch. (2016), 87 ff.
[3] Bollnow, O. F. (2000), 169.

Wechsel zwischen personaler Emanzipation (im Stehen, aufrechten Sitzen, in die Welt hinausgehen) und personaler Regression (im Liegen, Lümmeln, Hängen) ist charakteristisch und notwendig für die Aufrechterhaltung der leiblichen Ökonomie.[4] Die aufrechte Haltung ist ein beständiges sich Aufrichten. In der aufrechten Haltung löst sich der Mensch von der Umweltgebundenheit und strebt nach Höherem; das ist Freiheit (ganz anders als beim Kauern oder Bücken). Man hat einen Überblick, man hat Distanz. Damit wird die Welt zum Gegenstand, dem gegenüber sich der Mensch verhalten kann. Die äußere Haltung hängt mit der inneren Haltung zusammen. Im Liegen verändert sich das Verhältnis zum Raum als Ganzes. Der Wider-Stand zur Welt geht verloren. Im Liegen ist man wehrlos, hat keine Distanz zu Anderem, keinen Überblick und keine Freiheit mehr.[5] Im sich Niederlegen (als selbst-ständiger und reflexiver Akt) und Aufstehen werden täglich die Lebenskoordinaten der Horizontalen und der Vertikalen verhandelt. Das sind anthropologische Gründe, warum der Liegeplatz für die *Bettruhe* geschützt sein muss. Diese ist zeitlich begrenzt und der Mensch kann sich ohne fremde Hilfe erheben. Bei der *Bettlägerigkeit* ist diese Selbst-Ständigkeit verloren gegangen. Die Orientierung im Raum verändert sich. Orientierung ist Bewegung im Raum und Wahrnehmung ist an Bewegung gebunden. Mit diesen Veränderungen des geografischen Koordinatensystems finden ebenso Veränderungen im Gefühlsraum statt, und damit verliert sich auch die Einschätzungs- und Urteilsfähigkeit.[6] Der Wandel von der temporären Bettruhe zur (dauerhaften) Bettlägerigkeit beschreibt den Übergang vom *sich* Niederlegen zur Niederlage (homo patiens). Nur im Kontext von Akutphänomenen gibt es positive Wertigkeiten wie Rück-

---

4 Schmitz, H. (2003), 52.
5 Flusser, V. (05.06.1997).
6 Bollnow, O. F. (2000), 172.

zugsort, Erholung, Geborgenheit.[7] In diesem Sinne ist auch (angeordnete) Bettruhe von Bettlägerigkeit zu unterscheiden.[8] Nicht mehr Herr seines Raumes zu sein heißt, nicht mehr Herr seiner(s) Selbst zu sein. Infusionsschläuche und diverse Kabel, mit denen ein Mensch an Überwachungsgeräte angeschlossen ist, können das Gefühl der Hilflosigkeit und die Bewegungseinschränkungen noch verstärken. Dies ist eine einengende Situation. Dauerhafte Enge macht Angst und früher oder später will man weg! Mit dem Drang ‚Weg!' ist nicht unbedingt ein Ortswechsel gemeint, sondern man will grundsätzlich aus der „Umklammerung der Enge" ausbrechen;[9] man will nur raus aus der bedrückenden Situation. Dieses Wegwollen und nicht Wegkönnen treibt die Angst weiter an.[10] Das eingangs beschriebene Gefühl des wohligen Geborgenseins, des Sich-fallen-lassen-Könnens in der Privatsphäre des eigenen Bettes kehrt sich nun in sein krasses Gegenteil: Es gibt kein Entrinnen, keine Fluchtmöglichkeit für den sich Ängstigenden. Man kann einer Bedrohung eventuell entfliehen, aber nicht seiner Angst. Bei Pflegebedürftigkeit wird die Bett-Ruhe zur Ruhigstellung: „Alle Sinne nehmen ab – Eindrücke des Fallens oder Fließens stellen sich ein."[11] Sensorische, motorische und psychische Deprivation sind die Folgen.[12] Die Selbst-Bestimmung über die Position im Raum, die bei Bett-Ruhe noch gegeben ist, nimmt bei Bettlägerigkeit ab. Bei dauerhaftem Liegen wird man leiblich derangiert, der vitale Antrieb fundamental gestört und der leibliche Rhythmus geht irgendwann auf Standby; man spürt nicht mehr, ob man auf einem Gegenstand, einer Bettfalte etc. liegt. Das Liegen drückt einen zu Boden, macht müde und hinfällig. Bett-

[7] Zegelin, A. (2006), 55–57.
[8] Zegelin, A. (2006), 57.
[9] Schmitz, H. (1998a), 194.
[10] Schmitz, H. (1998a), 180.
[11] Zegelin, A. (2006), 33.
[12] Zegelin, A. (2006), 34.

lägerigkeit wird mit Unselbständigkeit, Schwäche, Verfall, Chronizität, Ausgeliefertsein, Passivität assoziiert. Das Heben und Senken des Brustkorbs bei der Atmung arbeitet dagegen an; deswegen ist Atmen im Liegen auf Dauer anstrengender und wird flacher. So wie bei der Bettruhe eine therapeutische Kraft vermutet wird, so wandelt sich diese Kraft bei Bettlägerigkeit in eine Zerstörung: „Der Anfang vom Ende ist die Bettruhe für Greise“.[13]

Bettruhe und Bettlägerigkeit sind zwei grundsätzlich verschiedene Seinsqualitäten, die atmosphärisch gespürt werden. Dies wird durch die so ganz anderen Materialitäten unterstützt. Während jeder Mensch sein Bett kennt und sich darin meist auch wohlfühlt, unterscheidet sich das Krankenhausbett vom gewöhnlichen, vom wohnlichen und gemütlichen Bett durch seine ganz andere Ausstrahlung. Das Material (meist Metall) muss den hygienischen Standards genügen und strahlt eine sterile Kälte aus; die Rollen an den Bettfüßen lassen den darin Liegenden spüren, dass nicht er selbst fahren kann, sondern gefahren wird; und der neudeutsch so bezeichnete Patientenaufrichter zeigt nach wie vor den Gestaltverlauf eines (Bett-)Galgens. Die Höhenverstellbarkeit orientiert sich an der optimalen Arbeitshöhe des Personals, nicht an der Ausstiegshöhe für den Patienten. Die Positionierung des Bettes im Raum mit zwei offenen Flanken dient dem optimalen Zugang zum Arbeitsplatz der Pflegenden. Legt man sich einmal selbst in ein Bett, welches frei im Raum steht, so spürt man leicht die Ausgesetztheit, das Ausgeliefertsein für Zugriffe von allen Seiten. Das Pflegebett ist die Werkbank der Pflegenden, die für die Ordnung im Bett zuständig sind! Das Bett, ein alltäglicher und uns allen vertrauter Gegenstand, bekommt im Krankenhaus einen Charakter, der dem eigenen Bett zu Hause völlig entgegengesetzt ist: vom privatesten Rückzugs-

[13] Birke 1965, S. 2089, zit. nach Zegelin, A. (2006), 34.

ort und Hort der Geborgenheit zum Präsentierteller, zu dem jeder Zutritt hat. Das hat Auswirkungen auf die Atmosphäre: Man kann sich in einem Krankenhausbett nicht so gehen lassen, wie zu Hause oder wie einem in dieser Situation zu Mute wäre, man muss oder will immer irgendwie gefasst sein. Dieses Spannungsverhältnis kann manchmal zu der einen wie zu der anderen Seite ausschlagen. Dann gibt es entweder zusammengerissene Patienten, die nichts von sich preisgeben (personale Emanzipation) oder völliges Gehenlassen in die Regression (sei sie nun absolut passiv oder renitent).

3. Akustische Verhältnisse im Krankenhaus

„Geräusche werden zu Lärm, wenn wir sie nicht selbst steuern beziehungsweise uns nicht gegen sie wehren können", sagt der Bochumer Lärmforscher Rainer Guski.[14] Eine neue Erkenntnis aus den aktuellen Lärmstudien (NORAH)[15] ist, dass Lärm nicht nur für Herz-Kreislauferkrankungen verantwortlich ist, sondern vor allem für Depressionen. Der Zusammenhang von Kunstfehlern und Lärmstress wird vermutet.[16] „Lärm wurde daher in einem europäischen Konsensuspapier als zweitwichtigstes umweltbezogenes Gesundheitsrisiko eingestuft."[17]

Viele Lärmstudien konstatieren die Dezibelzahlen, wenn es um Lärmbelastung geht. So ist in der Johns Hopkins University festgestellt worden, dass der Lärmpegel seit 1960 in

---

[14] Guski, R. (2016).

[15] NORAH (Noise-Related Annoyance, Cognition, and Health) Lärmwirkungsstudie 2017.

[16] „In Deutschland beispielsweise beträgt die Zahl der Menschen, die pro Jahr an den Folgen eines Kunstfehlers sterben, schätzungsweise mehr als 20 000. Schlechte Kommunikation, Überlastung der Ärzte, Übermüdung, Hektik und Stress gelten als Hauptursachen." Kupczik, I. (04.12.2005).

[17] Volkmann, A. (27.09.2016).

den Kliniken am Tage von durchschnittlich 57 auf 72 Dezibel (dB) gestiegen ist; das entspricht der Akustik einer Hauptverkehrsstraße. In der Nacht gibt es einen Anstieg im gleichen Zeitraum von 42 auf 60 dB.[18] Die Weltgesundheitsorganisation WHO empfiehlt hingegen als Grenzwert für die Nacht in der Klinik 35 dB, am Tage 45 dB. „Eine Erhöhung um nur zehn dB sorgt für eine Verdopplung der Lärmintensität."[19] In der Mayo-Clinic in Rochester ist 2005 der Lärmhöhepunkt bei Schichtwechsel morgens um sieben Uhr gemessen worden. Die Schallspitzen von 113 dB sind mit dem Krach von Kettensäge und Presslufthammer vergleichbar.[20] Weitere Forschungen haben einzelne Geräuschquellen identifiziert und quantifiziert: Z. B. verursacht das „Aufreißen von Handschuhverpackungen einen Schalldruckpegel von 86 Dezibel, das Herablassen eines Bettgitters 90 und das Fallen einer Nierenschale 95 Dezibel. Eine Konversation von vier Personen, wie sie häufig bei Visiten erfolgt, liegt bei etwa 74 Dezibel, das Zuschlagen einer Tür bei 86 Dezibel. [...] Für Werte ab 85 Dezibel ist nach den Richtlinien der Europäischen Gemeinschaft im Rahmen des Arbeitsschutzes sogar das Tragen eines Gehörschutzes notwendig."[21]

Man kann die Ohren nicht verschließen. Sie sind ein wichtiges Wahrnehmungsorgan – nicht nur im Arbeitskontext. Was hören Pflegende eigentlich den ganzen Tag, wenn sie auf ihren Stationen sind? Welche Qualität haben die Geräusche, die als Lärm empfunden werden? Ohne hier eine mikrologische Studie vorzulegen, möchte ich das akustisch Selbstverständliche in der Pflege thematisieren, das, an was man sich „gewöhnt". In einer eigenen kleinen Stichprobe habe ich 364 Pflegende (Krankenpflege, Kinderkranken-

[18] Kupczik, I. (04.12.2005).
[19] Kupczik, I. (04.12.2005).
[20] Kupczik, I. (04.12.2005).
[21] Volkmann, A. (27.09.2016).

pflege, Altenpflege, Hebammen) zum Thema Akustik befragt. Sie sollten spontan drei typische Geräusche aus ihrem Arbeitsalltag aufschreiben. Insgesamt wurden 1036 Geräusche genannt, die sich wie folgt aufteilen lassen:

Tab. 1: Klassifizierung der Geräusche

Art der Geräusche	Anzahl der Nennungen
Technische Geräusche:	743
Menschliche Geräusche:	280
Technisch-menschliches Mischgeräusch	12 (Absauggeräusche)
Naturgeräusche:	1 (Vogelzwitschern)

Wie zu erwarten ist, überwiegen die technischen Geräusche in den Kliniken, und zwar von der Sorte des Schrillen, Hohen, aber nicht unbedingt Lauten. Es sind epikritische Töne,[22] die deswegen so sind und sein müssen, damit sie nicht überhört werden können, selbst wenn die dB-Zahl niedrig ist.

In einem nächsten Schritt habe ich die verschiedenen Geräusche weiter differenziert. So lassen sich bei den technischen Geräuschen folgende Geräuscharten finden:

Alarmtöne (Piepsen) von Monitoren, Perfusomaten, Infusomaten, PEG-Sonden etc. Hier fanden sich mit Abstand die meisten Nennungen. An zweiter und dritter Stelle stand das Klingeln: Patientenglocke, Klingel, Notfallglocke, Telefonklingeln. Mit Abstand wesentlich weniger wurden Geräusche von Geschirrgeklapper, Küchengeräuschen, Beatmungsmaschinen, Toilettengeräusche, Türen zuschlagen, Quietschen von Betten, Türen und anderen Geräten genannt.

---

22 Bei der Charakterisierung der Geräuschqualitäten orientiere ich mich an Schmitz' Alphabet der Leiblichkeit, weil dieses m. E. die leiblich gespürten Qualitäten sehr präzise erfasst. Epikritisch bezeichnet Qualitäten des Hellen, Grellen, Schrillen, scharf Abgegrenzten; protopathisch bezieht sich auf Qualitäten des Dunklen, Diffusen, Amorphen, nicht klar Abgrenzbaren.

Tab. 2: Differenzierung der technischen Geräusche[23]

Geräuschart	Anzahl der Nennungen
Alarmtöne (Piepsen): Monitore, Perfusomaten, Infusomaten, PEG Sonden ...	211
Patientenglocke/Klingel/Notfallglocke:	190
Telefonklingeln	165
Geschirrklappern, Küchengeräusche	30
Beatmungsmaschinen	20
Toilettengeräusche	15
Türen zuschlagen	17
Quietschen (Türen, Betten, Geräte)	13

Bei den Humangeräuschen standen der Schrei bzw. Hilferufe an oberster Stelle der Häufigkeitsliste: Schreien, Geschrei, „Hilfe, Schwester!“. Daneben sind Pflegende sehr häufig mit einem Stimmengewirr als „Hintergrundmusik“ konfrontiert. Zum typisch Hörbaren zählen auch Atemgeräusche bzw. Schnaufen, Schritte am Gang, Gespräche, Weinen oder Jammern, Husten, Stöhnen, Schnarchen, Tönen (von Gebärenden), Lachen, Rülpsen, Schlürfen, Meckern, und auf den Kinderstationen hört man wohl auch mal ein Kinderlied.

[23] Sonst wurden noch genannt: Radio / Fernsehgedudel (12), Klappern (Pflegegerätschaften) (10), Klopfen (an der Tür, RR-Messungen, CTG) (10), Brummen (Röntgen, Aufzug, Bett) (9), Wasserrauschen (7), Zischen, reißen, scheppern (7), Sauerstoffgeräte (6), Autolärm (6), Schlüssel (4), Baugeräuschen (4), rascheln (3), rollen (Wagen, Bett) (3), Sturz aus dem Bett (1).

Tab. 3: Differenzierung der menschlichen Geräusche

Geräuschart	**Anzahl der Nennungen**
Schreien/Geschrei (Hilferuf, „Schwester!", Babygeschrei davon 16)	137
Lautes Stimmengewirr	60
Atemgeräusche/Schnaufen	14
Schritte am Gang	14
Gespräche	13
Weinen/Jammern	13
Husten	9
Stöhnen	6
Schnarchen	4
Tönen	3
Lachen	3
Rülpsen, schlürfen, meckern	Je 1
Kinderlieder	1

Die menschlichen Geräusche korrespondieren in ihrem epikritischen Charakter mit den technischen Geräuschen. Beide haben Aufforderungscharakter: Tue endlich etwas! Allerdings ist ihre leibliche Wirkung sehr verschieden, denn mit den Humangeräuschen dringt die pathische Dimension des Seins in den Vordergrund. Unabhängig von der Dezibelzahl ist bei diesen Geräuschen ein leiblicher Nachvollzug unmittelbar und zwingend gegeben (eben weil wir selbst leiblich sind). Der Schrei ist leibliche Weitung, selbst aber engend, wenn man ihn hört. Küttner[24] hat in seiner medizinischen Phänomenologie von 1842 eine interessante Klassifikation von 14 verschiedenen Schreiqualitäten vorgelegt. Dabei hat er die Gründe nicht nach psychischen oder somatischen Diagnosen differen-

[24] Küttner, R. (1842), 327 ff.

ziert, sondern das Schreien als kommunikative Form der Mitteilung verstanden und versucht, diese zu übersetzen. Der Schrei dient seiner Ansicht nach „wie die Sprache als Ausdruck der körperlichen und psychischen Empfindung und hat daher […] eine große Wichtigkeit".[25] In seiner Taxonomie des Schreiens schwingen Situationen chaotischer Mannigfaltigkeit mit, deren diffuse Bedeutsamkeit fragmentarisch zu Ohren kommt, aber unmittelbar präsent ist: Es ist nichts Geringeres als das große Spektrum menschlicher Nöte. Das hat einen völlig anderen Charakter als die verschiedenen, aber immer hohen Frequenzen von technischen Alarmgeräuschen. Diese Nöte werden leiblich kommuniziert und gestalten die Atmosphären der gemeinsamen Situationen in der Pflege, die immer hierarchisch strukturiert sind – sei es in Bezug auf eine pflegerische Interaktion mit Patienteninnen; sei es in Bezug auf das Pflegeteam (diese sind ebenfalls hierarchisch strukturiert, von der Stationsschwester über die Pflegehelferin bis zum Praktikanten). Was macht das mit den Pflegenden? Wie wird die Atmosphäre einer Situation dadurch gefärbt?

Das Hören gilt wie das Sehen als Fernsinn, aber ohne den Moment des Abstandes (Nah und Fern). „Ton dringt ein, ohne Abstand."[26] Das meint Plessner, wenn er von der Eindringlichkeit der Töne spricht. Wenn wir also etwas akustisch wahrnehmen, dann hat das eine „indikative Rolle",[27] weil Töne voluminös sind, einen Impulswert haben und rhythmisch gegliedert werden.[28] Im Wimmern oder im immer wiederkehrenden Schrei liegen Bewegungssuggestionen. Deswegen bedarf es einer besonderen Anstrengung, ruhig zu bleiben, wenn ein Mensch vor einem liegt, der sich im Schmerzensschrei windet oder sich wimmernd im Bett zusam-

[25] Küttner, R. (1842), 326.
[26] Plessner, H. (1970), 209.
[27] Plessner, H. (1970), 209.
[28] Plessner, H. (1970), 213.

menrollt. In dieser Kontrastierung spürt man die Bewegung, die von diesem Geräusch ausgeht, sehr gut. Der Kulturwissenschaftler Jochen Bonz sagt: „Ein Geräusch besitzt die Macht, sie [die Situation, Ch. Uz.] aufzulösen und das in ihr vorhandene Selbst anzugreifen und fundamental in Frage zu stellen."[29]

Es gibt bei den technischen Geräuschen sehr wenige, die einen protopathischen Charakter haben (Brummen oder Summen von Betten, Röntgengeräten oder Aufzügen; insgesamt neun von 1036 Nennungen). Diese sind überwiegend kurz und fallen daher weiter nicht ins atmosphärische Gewicht.

Bringt man nun die beiden Fernsinne, das Hören und das Sehen, zusammen, kann man eine leibliche Ausgleichstendenz erkennen.[30] „In einer lauten Umgebung mit einem hohen Frequenzbereich (hohe Töne) bevorzugt der Mensch dunkle Farben, bei tiefen Frequenzen (...) sehnt man sich eher nach hellen Farbtönen."[31] Typische Krankenhäuser sind vom Farbspektrum her jedoch eher hell, monoton und fade. Das Glatte, das Kahle und das Fahle bestimmen dominant die Raumatmosphären von Kliniken, seien es die Patientenzimmer, die Flure oder sonstige Räumlichkeiten.[32] D. h. der „Ausgleich" kann nicht wirklich funktionieren. Entsprechend unwohl fühlen sich Pflegende in diesen sie umgebenden Atmosphären.

Nach den phänomenologischen Überlegungen zum Bett und den empirischen Ergebnissen zur Akustik werde ich nun ausführen, was Atmosphären überhaupt sind: Wie können sie charakterisiert werden und in welchem Zusammenhang stehen sie zum Auftrag der Pflege? Diesen Fragen widmet sich der zweite Teil des Beitrags.

---

29 Bonz, J. (2015), 7.

30 Fuster, J. M. / Bodner, M. / Kroger, J. K. (2000), 347–351.

31 Causse, J.-G. (2014), 47.

32 Ausnahmen bilden die Funktionsabteilungen, in denen OP-Grün oder OP-Blau getragen wird. Hier sind die Patienten aber meist nicht bei vollem Bewusstsein und ihre Sinne nur eingeschränkt wahrnehmungsfähig.

4. Ästhetik und Atmosphären

Ziel der Aisthesis als philosophische Disziplin ist es, die Beziehungen zwischen Umgebungsqualitäten und menschlichem Befinden zu untersuchen. Dabei spielen die sinnliche Wahrnehmung und Erfahrung eine zentrale Rolle im Prozess des Erkenntnisgewinns. Wahrnehmung wird hierbei nicht kognitiv als Aufnahme von Informationen verstanden (Dinge, die man wahrnimmt), sondern was man dabei empfindet: Es geht um das leiblich-sinnliche Erleben, das *Spüren* von Umgebungsqualitäten als Ausgangspunkt von Erkenntnis.[33] Damit erhält diese wissenschaftlich-philosophische Teildisziplin einen gesellschaftskritischen Duktus: nämlich die Lebensverhältnisse im Kontext der Wechselwirkungs- und Kommunikationszusammenhänge zwischen Menschen und Umwelt zu reflektieren und kritisch zu begleiten.[34] Ästhetische Arbeit im klinischen Kontext bezieht sich also auf eine Wahrnehmungssensibilisierung (1) in Bezug auf das *eigenleibliche Spüren* sowie das *eigene Verhalten*, (2) in Bezug auf das, was die Patienten *ausstrahlen* und wie sie sich *verhalten* und (3) in Bezug auf die *Umgebungsqualitäten*. Geht man zunächst von den sinnlichen Erfahrungen aus, so kann man sagen, dass klinische Atmosphären einen spannungsreichen, dominant epikritischen Charakter haben mit engenden Tendenzen. Visuell sind typische Kliniken[35] eher monochrom gehalten, in weiß-grau, was eine glatte, kühle und/oder grelle Atmosphäre ausstrahlt. Manchmal gibt es plötzliche starke Farbkontraste, z. B. rote Vorhänge oder blaue Stühle in Wartebereichen. Auch der tak-

---

[33] Mahayni, Z. (2002), 9–14.

[34] Uzarewicz (2017), 30.

[35] Es gibt natürlich inzwischen schon eine Menge Ausnahmen und Alternativen, vgl. hierzu die Bewegung der Healing Architecture oder von C. Schumm (2004): *Feng Shui im Krankenhaus. Architektur und Heilung*. Da es sich hierbei aber immer noch um Randerscheinungen handelt, fokussiere ich in meiner Beschreibung den Mainstream.

til-haptische Sinn wird mit dem Glatten (Metall, Betten, Böden), dem Spitzen und Scharfen (Spritzennadeln, Scheren) konfrontiert. Was den Geruchssinn angeht, so findet er die breite Palette von stechenden Gerüchen von Desinfektionsmitteln oder Ausscheidungen (Urin) oder auch dumpf miefende Fäkalien (epikritische und protophathische Tendenzen). Dies alles unterstreicht die extrem epikritische Akustik im Krankenhaus, wie ich vorne dargelegt habe.

Das Eigentümliche von Atmosphären, in dem auch ihre Mächtigkeit verborgen ist, steckt in dem Unbestimmten, Diffusen, was sie bezeichnen; gleichzeitig haben sie aber immer einen bestimmten Charakter: die sterile Atmosphäre eines Krankenhauses, die bedrückende Atmosphäre im Wartezimmer eines Onkologen. Grundsätzlich können Atmosphären kulturell und natürlich sein, sich auf Menschen, Landschaften, Dinge, Tiere, Kunstwerke beziehen; sie sind räumlich wie zeitlich ausgedehnt, kommen auf uns zu, umhüllen uns, betten uns ein und wirken auf das Gemüt.[36] Hermann Schmitz[37] bezeichnet Atmosphären als nicht lokalisierbare Gefühlsmächte, die uns affektiv betroffen machen können. Sie ergreifen die Menschen und umhüllen sie. Daher sind Atmosphären räumliche Träger von Stimmungen, die in leiblicher Anwesenheit bei Menschen und Dingen bzw. in Räumen erfahren werden.[38] Diese kann man laut Böhme auf zwei verschiedene Weisen wahrnehmen. Er spricht von einer *Ingressionserfahrung*, wenn die Atmosphäre meiner Umgebung mich erfasst und mitreißt – ohne mein Zutun und eventuell gegen meinen Willen. Das ist zum Beispiel der Fall, wenn ich mich auf eine Untersuchung im Krankenhaus vorbereite. Ich schreibe die Fragen, die ich an die Ärztin habe, auf einen Zettel, damit ich nichts vergesse, ich lasse mich von einer be-

[36] Böhme, G. (2006), 32 ff.
[37] Schmitz, H. (1998c), 343.
[38] Mahayni, Z. (2002), 9–14.

freundeten Krankenschwester beraten, auf was ich besonders achten soll, und ich informiere mich im Internet über die anstehende mögliche Diagnose. Dann bin ich gut gerüstet und gehe selbstsicher ins Krankenhaus, zur Aufnahme – und muss warten. Die Wartebereiche sind oft nicht sehr ansprechend gestaltet, die anderen Wartenden schweigen und versuchen, sich nicht anzublicken. Die Atmosphäre ist seltsam fade; und auch das hat eine Wirkung. Dann werde ich endlich aufgerufen und muss möglichst schnell in das nüchtern und steril wirkende Sprechzimmer. Die Ärztin in der weißen Berufskleidung blickt mehr in die Akten als in mein Gesicht, stellt Fragen, die ich möglichst schnell, kurz und diagnoserelevant beantworten soll; dann erklärt sie mir schon, was als nächstes mit mir geschehen wird. Die verschiedenen und konträren zeitlichen Atmosphären (die zäh fließende Zeit beim Warten und die schnell verfliegende Zeit beim Kontakt mit der Ärztin), die visuellen Eindrücke, die Akustik und die Gerüche um mich herum ziehen mich in diese klinische Atmosphäre, sodass ich völlig vergesse, wie gut ich mich vorbereitet habe und welche Fragen auf meinem Zettel geschrieben stehen. Die herrschende Atmosphäre hat mich ergriffen und umgestimmt. Ich bin jetzt eher verunsichert und folgsam. Von einer *Diskrepanzerfahrung* ist die Rede, wenn die Atmosphäre der Umgebung von der Stimmung der Personen verschieden ist und diese Differenz auch bestehen bleibt. Dass diese beiden Erfahrungen im Laufe der Zeit wechseln können, kann man gut an Patienten, die im Krankenhaus aufgenommen werden, beobachten. In den ersten Stunden oder Tagen haben sie eine ganz andere Ausstrahlung (wach, orientiert, interessiert, fragend, widersprechend) als nach ein paar Tagen, in denen sie dann tatsächlich zu Patienten werden (passiv oder eben ganz renitent).

Atmosphären sind nicht nur freischwebend im Raum – so eine weitere Theorie – sie werden auch von der jeweiligen Umgebung erzeugt. Das Konzept der Ekstase der Dinge nach

Gernot Böhme[39] besagt, dass jedes Ding, jeder Gegenstand, über seine materielle Basis hinaus in den Raum hinein steht und wirkt bzw. diesen beeinflusst. Ex stasis bedeutet: aus sich heraustreten. Ein Tisch wirkt unterschiedlich, je nachdem, ob er aus Massivholz, Glas und Stahl oder Plastik gemacht ist – auch wenn die Maße immer gleich sind –, weil die Materialien in unterschiedlicher Weise aus sich heraustreten. Das Zusammenwirken aller Ekstasen erzeugt die Atmosphäre eines Raumes oder auch der Zeit. Atmosphäre – so kann als Ergebnis festgehalten werden – ist die gemeinsame Wirklichkeit des Wahrnehmenden und des Wahrgenommenen. Bewegungssuggestionen und Gestaltverläufe formen die Ekstasen und damit auch die Atmosphären. Es sind Anmutungen bzw. „Vorzeichnungen einer (bevorstehenden oder ausbleibenden, aber sinnfällig nahegelegten) Bewegung".[40] Viele Gegenstände im uns umgebenden Raum suggerieren eine Richtung oder gerichtete Bewegung, wie der Zaun oder die langen Flure in Krankenhäusern oder Altenheimen.[41] Damit wird unsere Aufmerksamkeit in bestimmte Bahnen gelenkt. Diese Richtungssuggestionen geben entsprechende Bewegungsmuster und -abläufe vor: Jeder weiß, an welcher Stelle man sich normalerweise ins Bett begibt, dass man nicht über die Stirnseite klettert und dass ein Bett nicht zum Knien oder Stehen da ist. Es lädt uns zum Liegen ein, so wie ein Stuhl zum Sitzen. Daher ist es auf einer leiblichen Ebene irritierend, dass ein Krankenbett Rollen hat und damit „die Immobilie" konterkariert (siehe vorn). Durch Bewegungs- und Richtungssuggestion haben auch stationäre Dinge für uns einen dynamischen Charakter.[42] Aber nicht nur die Dinge im uns umgebenden Raum, sondern auch die Menschen, Pfle-

[39] Böhme, G. (1995), 155 ff.

[40] Schmitz, H. (2003), 38.

[41] Vielleicht entfalten lange Gänge in Altenheimen und Krankenhäusern geradezu einen Sog, der suggeriert: „da muss ich lang"!

[42] Uzarewicz, Ch. / Uzarewicz M. (2005), 158 ff.

gende und Patienten beeinflussen gleichermaßen die Atmosphäre in einem Krankenhaus.[43]

5. Über den Nomos der Pflege und leibliche Kommunikation

Pflege gehört zu den direkten personenbezogenen Dienstleistungen mit besonderen Merkmalen. Zum einen fallen Produktion und Konsumtion bei pflegerischen Interventionen zeitlich und räumlich zusammen (*uno-actu-Prinzip*): Eine Pflegende führt die Körperpflege bei einer Patientin durch und gleichzeitig konsumiert diese Patientin die Dienstleistung. Dabei kann die Qualität der Arbeit nicht im Voraus beurteilt oder geprüft werden, sondern erst wenn diese *erfahren*, erlebt, am eigenen Leibe gespürt worden ist. Dafür ist ein *Vertrauensvorschuss* in den immer asymmetrischen Pflegebeziehungen notwendig[44] – eine hohe Anforderung an den homo patiens! Aus einer Handlungsperspektive betrachtet umfassen pflegerische Interventionen *präventive, kurative, rehabilitative und kompensatorische* Ansätze.[45] Dabei geht es nicht nur um konkrete Handlungen, sondern vor allem auch um Beziehungsgestaltung und leibliche Kommunikation (siehe weiter unten). In Lebenssituationen der Unselbständigkeit, Hilfebedürftigkeit oder Abhängigkeit wird das Vermögen, ein *Gespür* für die Bedürfnisse der den Pflegenden Anvertrauen zu entwickeln, evident. Dieses Gespür verweist auf den *Leib*[46] als nichtteilbare Einheit. Nicht nur willentlich-emotionale und technisch-instrumentelle Aspekte[47] sind bedeutungsvoll, sondern die unwillkürlichen leiblichen Regungen werden gespürt, kommuniziert und wirken.[48] Der Leib

---

[43] Uzarewicz, Ch. (2017), 32 f.
[44] Naegele, G. (2003), 11–28.
[45] dip (2002), 25.
[46] Schmitz, H. (2011), 3 ff.
[47] Krohwinkel, M. (1998), 134 ff.

ist der Phänomenbereich des affektiven Betroffenseins von Gefühlen und Regungen z. B. in Angst, Schmerz oder Schreck. Dieses Betroffensein, Bewegtsein oder auch Ergriffensein zielt nicht auf den Körper, wenngleich an ihm dieses Bewegtsein häufig zu sehen ist.[49] Der Leib, das eigenleibliche Spüren, ist das Proprium der Pflege und des Pflegens.[50] Deswegen brauchen Pflegende ein „Gespür" für ihre Arbeit.[51] Maio[52] bezeichnet Pflege sogar als *Spür-Beruf.* Dieser Aspekt findet jedoch noch keinen Niederschlag im Pflegeversicherungsgesetz, welches von einzelnen Tätigkeiten ausgeht, die mit Minutenwerten für die Abrechnung hinterlegt sind.[53]

Pflegende fassen bei all den Tätigkeiten nicht nur den Körper an, sondern greifen in die Leiblichkeit ein. Wenn Menschen der Pflege bedürfen, sind sie in einer subjektiven Ausnahmesituation. Hier ist es Aufgabe der Pflege, Wohlbefinden und körperliche Geborgenheit zu ermöglichen. Vor Kurzem hat mir eine Patientin von ihrer Wirbelversteifung erzählt und davon, dass sie erst am Biertisch bei einem Volksfest gemerkt hat, dass sie sich nicht mehr so wie früher umdrehen kann, um zu sehen, wer noch so da ist; sie muss sich nun mit dem gesamten Oberkörper um die eigene Achse drehen. Das leibliche Gedächtnis hat das motorische Körperschema gespeichert, das aber mit dem aktuellen Körper nicht mehr übereinstimmt. Das (wieder) Vertraut-werden mit dem eigenen, aber fremd gewordenen Körper bedeutet *Integritätsstif-*

[48] Uzarewicz, Ch. / Uzarewicz, M. (2005), 72 f.

[49] Schmitz, H. (1998b), 10.

[50] Böhle, F. (2009) 121 ff; Uzarewicz, Ch. (2003), 13.

[51] Büssing, A. / Glaser, J. (1999), 164; Brater, M. / Weishaupt, S. (2003), 51.

[52] Maio, G. (2016), 4.

[53] Dazu zählen Grundpflege (z. B. Körperpflege wie Waschen und Ankleiden), Behandlungspflege (z. B. medizinische Assistenz wie Wundversorgung oder Medikamentengabe) und Anleitung, Beratung auch von Angehörigen (Patientenedukation).

tung[54] als wichtige pflegerische Aufgabe – und das ist mehr und anderes als psychosoziale Betreuung.

Pflegerisches Handeln besteht also nicht nur aus objektiven Tatsachen, die konstellationistisch verbunden werden können, wie die Daten und Dokumente über einen Pflegebedürftigen suggerieren. Zentrales Phänomen in der Pflege ist die *Nichtplanbarkeit* – trotz aller Pflegeplanungen. Pflege findet immer im Modus der *Unmittelbarkeit* statt.[55] Pflegende müssen in die gemeinsame Situation eintauchen, um erfassen zu können, was ist und wie es dem Anderen zumute ist. Eine pflegerische Interaktionsbeziehung kann als gemeinsame, impressive, segmentierte, aktuelle und includierende Situation beschrieben werden, in die die jeweils persönlichen Situationen hineinreichen.[56] Bemerkenswert ist dabei die Gleichzeitigkeit der unterschiedlichen Situationen, die sich überlagern. Hierbei gehören Grenzüberschreitungen und Tabuverletzungen zur Tagesordnung: Intimpflege oder der Umgang mit allen möglichen Ausscheidungen fremder Menschen. Pflegende suchen in diesen Situationen immer nach dem „richtigen" Maß von Nähe und Distanz, um Unzumutbares zumutbar zu machen, um mit solchen Phänomenen wie Ekel oder auch Scham irgendwie umgehen zu können.[57]

Pflegerische Arbeit ist soziale Interaktion und leibliche Kommunikation gleichzeitig. Pflegende und zu Pflegende sehen sich, sprechen miteinander und oft findet Berührung statt. Die Atmosphäre, der Blick, die Stimme, der Händedruck sind dabei Medien für Mitteilungen auf leiblicher Ebene.[58] Wenn eine Pflegende in ein Patientenzimmer kommt, kann sie die hier herrschende Atmosphäre sofort spüren (z. B. entspannt, traurig, fröhlich oder irgendwie geladen), noch bevor ihre ein-

---

54 Maio, G. (2016), 6–9.
55 Maio, G. (2016), 7; Büssing, A. / Glaser, J. (1999); Böhle, F. (2009), 112 ff.
56 Zur Situationstheorie von Schmitz siehe Schmitz, H. (2005).
57 Maio, G. (2016), 7; Uzarewicz, Ch. / Uzarewicz, M. (2005), 121 ff.
58 Soentgen, J. (1998), 38.

zelnen Sinne überhaupt zum Einsatz kommen. Die Patienten hingegen spüren auch, ob es sich bei der Pflegenden um eine unsichere oder routinierte Person handelt, ob sie gut drauf, in Eile oder eher genervt ist. Diese leiblichen Botschaften haben eine viel größere Wirkung und weitreichendere Konsequenzen als das Gesagte selbst.[59] Nicht der Inhalt, sondern die *Stimme,* die jemanden beruhigen, aus der Fassung bringen oder aufreizen kann, ist entscheidend bei der leiblichen Kommunikation. Das weiß auch der Volksmund, der diesem Geschehen Ausdruck gibt: „Der Ton macht die Musik!" Daher macht das Sprechen mit Menschen, die auf der kognitiven Ebene nicht mehr ansprechbar sind, Sinn und ist wichtig für die Beziehungsgestaltung. Auch „Blicke [...] greifen tief ins leibliche Befinden [...]."[60] Der warme Blick ist dazu in der Lage, ängstliche Patienten, die den Blick der Pflegenden suchen, zu beruhigen, oder unruhige und irritierte Patienten mit einem ruhigen und gelassenen Blick merklich zu entspannen. Ebenso findet bei jeder körperlichen Berührung auch leibliche Kommunikation statt. Die körperliche Berührung ist durch Gleichzeitigkeit und Beidseitigkeit gekennzeichnet: Man spürt sich (z. B. die eigene Hand, die greift) und das Gegenüber (z. B. die Haut am Arm eines anderen Menschen). Diese Gleichzeitigkeit und Beidseitigkeit ist im pflegerischen Alltag nur zu gewöhnlich, weil man ständig irgendetwas oder irgendjemanden berührt. Damit geschieht aber auch immer eine Berührung auf leiblichem Niveau. Wenn man jemanden berührt, berührt man immer auch gleichzeitig etwas in ihm – mag die Berührung liebevoll, ungeduldig oder gar gewalttätig sein.[61] Pflege als ästhetische Arbeit beginnt dann, wenn dieses Zusammenhänge als zentrale Bestandteile der Arbeit bewusst

[59] Schmitz hat mit dem Alphabet der Leiblichkeit ein Instrument entwickelt, mit dem wir die Art und Weise der leiblichen Wirkungen entschlüsseln können (vgl. Uzarewicz, Ch. / Uzarewicz, M. (2005), 90–97).

[60] Schmitz, H. (1992), 54.

[61] Uzarewicz, Ch. / Uzarewicz, M. (2005), 150 ff.

werden, wenn ein Begriffsapparat zur Verfügung steht, mit dem über diese Sachverhalte reflektiert werden kann, und wenn die Erkenntnisse der Reflexionen in die pflegerische Arbeit rück- und eingebunden werden können.

6. Conclusio

Auf den vorhergehenden Seiten habe ich versucht ein Bild vom Pflegen am Bett in akustischen Atmosphären zu zeichnen. An- und abschließend möchte ich nun zwei Thesen formulieren, die die Widersprüchlichkeiten deutlich machen, in denen Pflegende (und auch die klinischen Mediziner/-innen) agieren.

These 1: Wenn klinische Atmosphären einen spannungsreichen, epikritischen Charakter mit engenden Tendenzen haben, stehen diese der pflegerischen Arbeit, wie eben skizziert, entgegen. Ein Spürberuf braucht eine entspannte und entspannende Atmosphäre, in der sich epikritische und protopathische Tendenzen die Waage halten. Wie kann man Beziehungsarbeit leisten, wenn der Druck der Arbeitsbelastung durch die schrille Akustik und die grelle Optik noch unterstrichen wird? Was wird von den Pflegenden abverlangt, die sich mit Sicherheit nicht aus misanthropischen Gründen für diesen Beruf entschieden haben? Das derzeit favorisierte Konzept der Healing Architecture muss daher zunächst die Menschen fokussieren, die die meiste Zeit ihres Berufslebens in diesen Häusern verbringen; dann auch die Patienten.

These 2: Klinische Atmosphären „unterstützen" die Grenzüberschreitungen in der Pflege, die notwendig zum Portfolio der Tätigkeiten gehören: Intimität, Tabuverletzungen, Verrichtungen an und in fremden Körpern. Die Sorge um Andere wird zu einer bestimmten Form von Übergriffigkeit (im Wortsinn), die von klinischen Atmosphären „unterstützt" wird. Die Sorge um andere in der häuslichen Pflege fühlt sich anders an, weil die Atmosphären des Zuhauses ganz andere sind. Die Ge-Wohn-heit, in den Leib- und Gefühlsraum fremder Menschen „ohne Weiteres" einzudringen, führt zu einem „Kompetenzerwerb" für Grenzüberschreitungen. Über die Zeit der Ausbildung und der Berufsjahre hin implantiert sich hier etwas in die persönliche Situation der Pflegenden. Es ist ein bestimmtes Vermögen, das in den Aussagen von Dritten meist so formuliert wird: „Was, du bist Krankenschwester! – Toll!!! Also ich könnte *das* nicht!" – ohne *„das"* genau benennen zu können, was es ist bzw. ausmacht. Atmosphären haben die Macht, Berufsgruppen und Inhalte von Tätigkeiten zu beeinflussen. Diese zentralen Aspekte pflegerischer Arbeit und klinischer Atmosphären gilt es aus pflegerischer Sicht weiter zu erforschen, um bestehende Handlungskonzepte zu modifizieren, damit Pflege handlungsfähig bleibt. Pflegerische Sicht heißt: Fokussierung auf die Leiblichkeit und leibliche Kommunikation, ästhetisch-phänomenologische Herangehensweise, interdisziplinärer Dialog (in der Medizin gibt es sehr ähnliche Phänomene) – und wegzukommen von einer Mentalität der Verrichtungsorientierung.

Literatur

Böhle, Fritz (2009): Erfahrungsgeleitete und leibliche Kommunikation und Kooperation in der Arbeitswelt. In: T. Alkemeyer / K. Brümmer / R. Kodalle / T. Pille (Hg.): Ordnung in Bewegung. Choreographie des Sozialen. Körper in Sport, Tanz, Arbeit und Bildung. Bielefeld: transcript, 107–126.

Böhme, Gernot (1995): Atmosphären. Frankfurt am Main: Suhrkamp.

Böhme, Gernot (2006): Architektur und Atmosphäre. München: Wilhelm Fink.

Bollnow, Otto Friedrich (2000): Mensch und Raum. Stuttgart: Kohlhammer.

Bonz, Jochen (2015): Alltagsklänge – Einsätze einer Kulturanthropologie des Hörens. Wiesbaden: Springer, 7.

Brater, Michael & Weishaupt, Sabine (2003): Altenpflege ermutigen, subjektivierend zu handeln. Ein Fortbildungselement im Haus Heilig Geist. In D. Sing / E. Kistler (Hg.): Lernfeld Altenpflege. Praxisprojekte zur Verbesserung der Dienstleistung an und mit alten Menschen. München: Rainer Hampp, 51–74.

Büssing, Anadré & Glaser, Jürgen (1999): Interaktionsarbeit. Konzept und Methode der Erfassung im Krankenhaus. Zeitschrift für Arbeitswissenschaft. 53 (25 NF), Heft 3, 164–173.

Canguilhem, Georges (1977): Das Normale und das Pathologische. Frankfurt am Main: Ullstein.

Causse, Jean-Gabriel (2014): Die unglaubliche Kraft der Farben. München: Hanser Verlag.

dip, Deutsches Institut für angewandte Pflegeforschung (2002) (Hg.): Ansätze zur Pflegeprävention. Rahmenbedingungen und Analyse von Modellprojekten zur Vorbeugung von Pflegebedürftigkeit. Hannover: Schlütersche.

Flusser, Vilem (05.06.1997): Das Denken vom Bett aus bedacht. In: Heise Telepolis. http://www.heise.de / tp / r4 / artikel / 2 / 2144 / 1.html [Zugriff 10.10.2018].

Fuster, J. M. / Bodner, M. / Kroger, J. K. (2000): Cross Modal and Cross Temporal Association in Neurons of Frontal Cortex. In: Nature 405, 347–351.

Guski, Rainer (2016): Interview mit Prof. Dr. Rainer Guski, Leiter der NORAH-Studie. http://www.laermstudie.de / wissen / interviews / interview-mit-prof-dr-rainer-guski / .

Krohwinkel, Monika (1998): Fördernde Prozesspflege. Konzepte, Verfahren, Erkenntnisse. In: J. Osterbrink (Hg.): Erster internationaler Pflegetheoriekongress Nürnberg. Bern: Hans Huber, 134–154.

Kupczik, Ingrid (04.12.2005): Spektakel statt Bettruhe. In: Welt am Sonntag. https://www.welt.de / print-wams / article135742 / Spektakel-statt-Bettruhe.html.

Küttner, Robert (1842): Medizinische Phänomenologie. Ein Handbuch für die ärztliche Praxis. 2. Auflage. Leipzig, Gebrüder Reichenbach Verlag.

Mahayni, Ziad (2002): Einleitung. Zur Rolle der Kunst in der Neuen Ästhetik. In: Ders. (Hg.) Neue Ästhetik. Das Atmosphärische und die Kunst. München: Wilhelm Fink, 9–14.

Maio, Giovanni (2016): Das Besondere der Pflege. Aus Sicht der Ethik und der Gesellschaft. In: procare (4), 6–9.

Naegele, Gerhard (2003): Die sozialen Dienste vor neuen Herausforderungen – dargestellt am Beispiel der sozialen Dienste für alte und / oder hilfsbedürftige Menschen. In: E. Schnabel / F. Schönberg (Hg.): Qualitätsentwicklung in der Versorgung Pflegebedürftiger. Münster: Lit, 11–28.

Plessner, Helmuth (1970): Philosophische Anthropologie. Lachen und Weinen. Das Lächeln. Anthropologie der Sinne. Frankfurt / Main, S. Fischer.

Schmitz, Hermann (1992): Leib und Gefühl. Materialien zu einer philosophischen Therapeutik. Paderborn: Junfermann.

Schmitz, Hermann (1998a): System der Philosophie. Bd. 1: Die Gegenwart. Bonn: Bouvier.

Schmitz, Hermann (1998b): System der Philosophie. Bd. 2. Teil 1: Der Leib. Bonn: Bouvier.

Schmitz, Hermann (1998c): System der Philosophie. Bd. 3. Teil 2: Der Gefühlsraum. Bonn: Bouvier.

Schmitz, Hermann (1998d): System der Philosophie. Bd. 3. Teil 5: Die Wahrnehmung. Bonn: Bouvier.

Schmitz, Hermann (2003): Was ist neue Phänomenologie? Rostock: Ingo Koch.

Schmitz, Hermann (2005): Situationen und Konstellationen. Wider die Ideologie totaler Vernetzung. Freiburg: Karl Alber

Schmitz, Hermann (2011): Der Leib. Berlin: de Gruyter.

Schumm, Claudia (2004): Feng Shui im Krankenhaus. Architektur und Heilung. Wien: Springer.

Soentgen, Jens (1998): Die verdeckte Wirklichkeit. Einführung in die Neue Phänomenologie von Hermann Schmitz. Bonn: Bouvier.

Uzarewicz, Charlotte (2003): Das Konzept der Leiblichkeit und seine Bedeutung für die Pflege. In Deutscher Verein für Pflegewissenschaft (Hg.): Das Originäre der Pflege entdecken. Pflege beschreiben, erfassen, begrenzen. Frankfurt am Main: Mabuse, 13–26.

Uzarewicz, Charlotte / Uzarewicz, Michael (2005): Das Weite suchen. Einführung in eine phänomenologische Anthropologie für Pflege. Stuttgart: Lucius & Lucius.

Uzarewicz, Charlotte (2016): Kopfkissenperspektiven. Fragmente zum Raumerleben in Krankenhäusern und Heimen. Freiburg i. Br.: Karl Alber.

Uzarewicz, Charlotte (2017): Kranken-Pflege als ästhetische Arbeit. In: Eulenfisch. Limburger Magazin für Religion und Bildung 19, 30–34.

Volkmann, Anne (27.09.2016): Wenn Krankenhauslärm der Gesundheit schadet. In: Gesundheitsstadt Berlin. Das Hauptstadtnetzwerk. https:// www.gesundheitsstadt-berlin.de / wenn-krankenhauslaerm-der-gesundheit-schadet-10743.

Zegelin, Angelika (2006): Festgenagelt sein. Der Prozess des Bettlägerigwerdens durch allmähliche Ortsfixierung. Bern: Hans Huber.

Nähe. Annäherungen an ein menschliches Grundphänomen

Holger Zaborowski

„*Nachts*
Halt zu finden an der stille
(eigenzitat)
Die menschen setzen die menschheit
aufs spiel
Doch du kommst von den menschen nicht los
Das nichts strahlt wärme nicht zurück,
noch licht“[1]
Reiner Kunze

1. Fern vom Anderen. Zur Vergessenheit der Nähe

Die Malteser werben mit dem Motto „[...] weil Nähe zählt“.[2] Vor wenigen Jahren hat die Partei Die Linke mit dem Wort „Nähe“ um Wählerinnen und Wähler geworben und dabei „mehr Personal in Pflege und Gesundheit gefordert“.[3] Nähe scheint wichtig zu sein – gerade dort, wo sich die Malteser engagieren und wo Die Linke den Schwerpunkt ihres politischen Handelns legt – im Sozialen nämlich. Mit dem Wort „sozial“ wird zunächst in einem allgemeinen Sinne auf die gemeinschaftliche und gesellschaftliche Dimension des menschlichen Lebens Bezug genommen. Doch wird damit in einem engeren Sinne auch auf jenen Bereich verwiesen, in dem sich die Ver-

---

1 Kunze, R. (2018), 40.

2 Vgl. https://www.malteser.de / (14.07.2019).

3 Vgl. https://www.wahlplakatcheck.net / 2017 / 08 / 26 / naehe-mehr-personal-in-pflege-und-gesundheit-die-linke / (14.07.2019).

wundbarkeit, Endlichkeit und Sterblichkeit des Menschen zeigen. Menschen bedürfen aufgrund ihrer Natur anderer Menschen und sind somit – in anderen Worten – auf die Nähe von Menschen angewiesen. Auf der einen Seite ist dies eine triviale Wahrheit, auf der anderen Seite scheint Nähe jedoch nicht oder nicht mehr selbstverständlich zu sein. Die Gegenwart, so scheint es, ist von einer Vergessenheit oder Verdrängung von Nähe gekennzeichnet, wenn nicht sogar von Kräften oder Tendenzen, die Nähe erschweren oder unmöglich machen, denn ansonsten müsste man ihre Notwendigkeit und ihre Bedeutung – ihr „Zählen" – nicht eigens betonen.

Aus einer kulturkritischen Perspektive lassen sich skizzenhaft einige Anzeichen für einen Verlust der Nähe und die Vorherrschaft eines distanzierten Verhältnisses unter Menschen feststellen. Entfremdung betrifft in (spät-)modernen Gesellschaften nicht nur das Verhältnis des Menschen zur Natur oder zu den wirtschaftlichen Grundlagen des eigenen Lebens, sondern in besonderer Weise das zwischenmenschliche Verhältnis. Nicht wenige Menschen stehen sich nicht mehr als Teil überlieferter, also vorgegebener und nicht frei gewählter Gemeinschaften nahe, sondern leben, auch wenn sie äußerlich nahe beieinander wohnen, distanziert voneinander und bleiben sich fremd. Familiäre Beziehungen haben ihre Bedeutung verändert; traditionelle dörfliche, nachbarschaftliche oder auch religiöse Gemeinschaften mit ihren Gebräuchen, Riten und geteilten Überzeugungen sind in einer Krise. Dies führt zu einem verbreiteten Gefühl des Heimatverlustes.[4] Einsamkeit ist in modernen Gesellschaften zu einem verbreiteten Problem geworden. Gleichgültigkeit kennzeichnet oft das Verhalten gegenüber anderen Menschen. Man kennt sich nicht mehr, sondern geht einander aus dem Weg und lässt den anderen Menschen in Ruhe – vielleicht, weil in modernen Städten so viele Menschen wie nie zuvor auf engstem Raum

[4] Vgl. hierzu auch die lesenswerten Ausführungen von Jung, S. (2017).

zusammenleben oder einfach aus dem gebotenen Respekt vor der Freiheit des Anderen. Unter diesen Vorzeichen geht das Wohl und Wehe des Anderen einen auch nichts mehr an. Empathie zwischen Menschen schwindet.[5]

In dieser „Ferne“ vom Anderen zeigt sich eine tiefgreifende Ambivalenz moderner Freiheitserfahrung. Denn mit der Freiheit von oft zwanghaften Bindungen kann auch die Bezogenheit auf andere Menschen und somit das wechselseitige Interesse füreinander verloren gehen.[6] Gemeinschaft – und damit auch Nähe – wird als sekundär erfahren, wo dem Einzelnen, seiner Selbstverwirklichung und Selbstoptimierung ein Primat zugesprochen wird. Der moderne Individualismus führt daher in seiner Radikalform dazu, dass Menschen wie isolierte Atome nebeneinanderher leben und einander darüber hinaus auf Abstand halten – nicht zuletzt weil ihr Grundverhältnis im Rahmen der Paradigmen instrumenteller, utilitaristischer und ökonomischer Rationalität oft von Wettbewerb und Konkurrenz charakterisiert ist.

Es gibt weitere Indizien, die für eine Krise der Nähe sprechen. Die Gegenwart wird von zahlreichen Interpreten als eine Zeit der „Angst“, der „Wut“ oder des „Hasses“ gedeutet.[7] Gruppenidentitäten, die historisch längst überwunden schienen, bilden oder verstärken sich, deren vornehmliche Aufgabe darin besteht, nicht nur ein verlorenes Gemeinschafts- und Heimatgefühl wiederzugewinnen, sondern eine radikale Differenz zu anderen Menschen zu markieren oder entstehen zu lassen. An die Stelle eines zunächst wohlwollenden oder zumindest neutralen Umgangs miteinander tritt vor dem Hintergrund einer verbreiteten, aber oft unreflektierten

---

[5] Zum „empathielosen Menschen“ vgl. Glucksmann, R. (2019), 37–49. Für die Einsamkeit in der heutigen Gesellschaft vgl. Glucksmann, R. (2019), 19–35.

[6] Für die Dialektik von Freiheit und Liebesverlust vgl. Hillenkamp, S. (2009).

[7] Vgl. u. a. aus jeweils unterschiedlicher Perspektive Nussbaum, M. (2019). Ebner, J. (2018). Emcke, C. (2016).

„Metaphysik des Misstrauens“[8] die Distanzierung vom Anderen. Zwar findet Identitätsbildung immer durch Differenzierung statt. Gemeinschaft wird nur im äußersten Falle als Gemeinschaft aller Menschen verstanden, doch erscheint nun im öffentlichen oder politischen Diskurs der Andere nicht selten ausschließlich oder vornehmlich in Gestalt des Feindes, vor dem man Angst zu haben hat,[9] und nicht mehr in jener des wertzuschätzenden Fremden, des zu achtenden Gegners oder des möglichen Freundes und Nächsten. Mit ihm ist man nicht mehr in möglicher oder sogar wünschenswerter Nähe verbunden; viel eher gilt es, ihn dauerhaft fern und auf Abstand zu halten. Und auch wenn innerhalb der eigenen Gruppe die Nähe zueinander verstärkt wird, so handelt es sich nicht selten um ein rein äußerliches Phänomen, um ein rhetorisch oder ideologisch geschickt erzeugtes Gefühl, dem selten eine tiefe innere Nähe oder echte Verbundenheit von Menschen innewohnt.

Doch was bedeutet Nähe eigentlich? Muss man nicht zunächst die Bedeutung dieses recht diffusen Wortes klären, um auf dieser Grundlage die gegenwärtige Situation angemessen einschätzen zu können? Dieser so einfachen, aber zugleich so komplexen Frage sind die folgenden Überlegungen gewidmet. Sie gehen davon aus, dass Nähe ein oft übersehenes und daher selten thematisiertes menschliches Grundphänomen bezeichnet und zudem ein menschliches Grundbedürfnis. Man kann von Nähe als einer „anthropologischen Konstante“ sprechen. Doch bevor darüber weiter nachgedacht werden kann, ist zunächst ein Wort notwendig, das auf mögliche Gefahren der Nähe eingeht; insbesondere auf den möglichen Missbrauch der Nähe, der wie jeder Missbrauch manchmal auch den guten Gebrauch in Frage stellt.

---

[8] Vgl. Neiman, S. (2017), 47.

[9] Vgl. Baumann, Z. (2016).

Denn wenn es tatsächlich eine Vergessenheit der Nähe gibt, so hat dies auch mit problematischen und unmenschlichen Formen von Nähe zu tun, die es zu vermeiden oder zu überwinden gilt. Man kann einem anderen Menschen zu nahe kommen. Nähe kann, gerade wenn sie mit Macht verbunden ist, zur Distanzlosigkeit werden und die Freiheit und Existenz eines anderen Menschen beschränken und verletzen. „Immer wenn er in die Nähe von Machthabern gerät", so beobachtet Elias Canetti, „kommt er sich ermordet vor."[10] Martin Heidegger hat in *Sein und Zeit* darauf hingewiesen, dass es eine „einspringend-beherrschende" und eine „vorspringend-befreiende" Art der Fürsorge gebe, also eine Fürsorge für den Anderen, die für ihn einspringt und ihm so seine Freiheit nimmt, und eine Fürsorge für den Anderen, die ihm nicht die Sorge um sein Seinkönnen abnimmt, sondern ihn allererst dazu befreit.[11] In ähnlicher Weise gibt es neben einer befreienden auch eine den Anderen beherrschende Nähe, die, wie mit bedrückender Deutlichkeit die Diskussion um sexuellen Missbrauch zeigt, nicht zwischen einem Menschen und einem anderen aus wechselseitig freier Zuwendung heraus entsteht, sondern die von einem Menschen dem anderen aufgedrängt wird und ihn unterjocht. Man kann einem anderen Menschen, gerade wenn er sich in Not befindet und auf die Hilfe eines anderen Menschen angewiesen ist, physisch, aber auch psychisch zu nahe rücken und die Sphäre der Intimität des anderen Menschen verletzen.

Umgang mit Menschen erfordert daher immer auch eine gewisse Distanz, die nicht mit Gleichgültigkeit verwechselt werden darf, sondern den Respekt vor dem „Eigenraum", der Freiheit, Innerlichkeit und Würde, ja, der Geheimnishaftigkeit des anderen Menschen und die Offenheit für die Entscheidungen des Anderen, der selbst und zwar als er selbst

---

[10] Canetti, E. (2014), 300.
[11] Vgl. Heidegger, M. (1927), § 26.

etwas mit sich und seinem Leben anfangen muss, verkörpert. Gerade nahestehenden Menschen fällt es schwer, dem Anderen einen ihm eigenen Raum einzuräumen. Doch beschränkt diese Anerkennung des Anderen in seinem Selbstsein nicht die Nähe, sondern ist die bleibende Voraussetzung für jede Annäherung von Menschen. Insbesondere das Schamgefühl schützt diesen innersten Bereich eines Menschen. Verletzt wird es durch Schamlosigkeit oder durch Unverschämtheit. Daher erfordert Nähe immer auch einen schamvollen, respektvollen Umgang miteinander. Ohne einen solchen Umgang wird die Identität eines Menschen verletzt; er darf nicht sein, wer er sein will. Aus menschlicher Nähe wird eine unmenschliche, unverschämte Überwältigung des Anderen, die weder seine Freiheit noch die eigene Verantwortung angesichts des Anderen anerkennt.

2. Im Angesicht des Anderen. Zur Topologie der Nähe

Dieser Respekt ist traditionellen Kulturen nicht unbekannt. Sie achten in unterschiedlicher Weise den „Eigenraum“ eines anderen Menschen und belegen die Verletzung dieses Raumes mit Tabus. Zugleich bewahren sie in ihren Lebensweisen einen Sinn für das, was man traditionelle Nähe nennen kann. Diese Nähe ist gewachsen. Sie stellt sich nicht plötzlich ein, sondern geht auf eine gemeinsame Geschichte, auf geteilte Bräuche und Anschauungen, auf verwandtschaftliche Beziehungen, einen vertrauten Umgang miteinander oder nachbarschaftliches Wohnen miteinander zurück. Insbesondere in Notzeiten zeigt und bewährt sich diese Nähe. Auch wenn dies in einem modernen Sozialstaat oft vergessen wird, gilt auch heute noch, dass man mit seinen Nachbarn mehr als nur einen äußerlichen Wohnort teilt. Man lebt mit ihnen – wie Katastrophen oder persönliche Schicksalsschläge verdeutlichen können – in einer vorpolitischen Solidargemeinschaft.

Vorpolitisch ist diese Gemeinschaft, da sie sich politisch nur begrenzt erzeugen lässt und umgekehrt eine Voraussetzung des politischen Zusammenlebens ist. Das soziale Verhältnis zwischen Menschen – und damit auch das Verhältnis von Nähe – kann schon allein aus Gründen der Kosten und des mangelnden Personals, von der notwendigen emotionalen Dimension ganz abgesehen, nicht vollständig auf einer politischen Ebene reguliert und gestaltet werden. Jede Sozialpolitik muss voraussetzen, dass Menschen ein Auge füreinander haben – einander ansehen, in ihren Nöten wahrnehmen – und sich umeinander kümmern. Wenn es einem Nachbarn, einem mir, wie das Wort besagt, nahe lebenden Menschen, schlecht geht, ruft mich dies daher in die Verantwortung, und zwar anders, als wenn ich höre, dass es Menschen, die weit entfernt wohnen, schlecht geht. Ich kenne den Nachbarn gut, bin mit ihm vertraut und habe vielleicht selbst einmal Hilfe von ihm empfangen. Auch heute noch sind auf dem Land Nachbarn einander in besonderer Weise verpflichtet – etwa indem sie, wenn jemand gestorben ist, Aufgaben bei der Beerdigung übernehmen und so die Angehörigen des Verstorbenen entlasten.

Auch Freundschaften sind moralisch verpflichtende Verhältnisse der Nähe, genauso wie die Beziehungen zwischen Eltern und ihren Kindern. Manche Nähe-Verhältnisse gehen wie etwa im erzieherischen, schulischen, pflegerischen oder medizinischen Bereich auf berufliche Beziehungen zurück. Auch für die Menschen, die einem als Erzieher, als Pflegekraft oder als Ärztin anvertraut sind, ist man in besonderer Weise verantwortlich. Die konkrete Beziehung, die man zu anderen Menschen hat, ist moralisch nicht unbedeutend. Man kann daher auf der einen Seite von einem *Partikularismus* der Nähe sprechen. Nahe sind mir nicht zunächst alle Menschen, sondern besondere Menschen, denen ich aus bestimmten Gründen nahe bin und die umgekehrt aus ebensolchen Gründen mir nahe sind. Denn Nähe setzt gerade in ihrer traditionellen Form zumeist Wechselseitigkeit voraus.

Neben der Nähe, die gewachsen ist und weiterwachsen oder auch aufgrund zahlreicher Faktoren verschwinden kann, gibt es noch eine andere Nähe oder eine andere Art und Weise, in der sich Nähe einstellen kann. Manchmal nämlich bedarf sie nicht einer gewachsenen Geschichte, sondern stellt sich in der Begegnung von Menschen plötzlich ein, ohne dass man dies hätte ahnen oder auch bewirken können. Man mag sogar über diese Nähe überrascht sein. Sie ereignet sich, ohne dass man dies vorhersehen könnte. Plötzlich rückt ein anderer Mensch, den man zuvor vielleicht gar nicht kannte, einem in den Blick. Man sieht ihn von Angesicht zu Angesicht und ist ihm auf einmal, ohne dass man dies erklären könnte, nahe – weil sein Leid oder einfach sein Menschsein einen nicht gleichgültig lässt, weil man sich für ihn verantwortlich erfährt und weil man sich durch ihn dazu herausgefordert fühlt, sich ihm gegenüber zu öffnen und für ihn da zu sein.

Ein berühmtes und die Geschichte der christlichen Welt maßgeblich bestimmendes Beispiel für ein solches Ereignis der Nähe findet sich im neutestamentlichen Gleichnis vom barmherzigen Samariter (Lk 10,25–37), das zu einer tief reichenden Kultur der Nähe geführt hat – bis in den nichtchristlichen und nicht-religiösen Bereich hinein.[12] Jesus erzählt dieses Gleichnis, um das Gebot der Nächstenliebe zu erläutern. Denn es war – und ist bis heute – durchaus fraglich, wer denn eigentlich der Nächste ist, den zu lieben biblisch geboten ist. Sind dies nur jene Menschen, mit denen man durch bestimmte Gemeinsamkeiten verbunden ist, denen man sich also bereits nahe fühlt? Die Pointe des Gleichnisses – und des Jesuanischen Liebesgebotes – besteht darin, das Gebot der Nächstenliebe in einer revolutionären Weise zu radikalisieren. Denn das Gleichnis zeigt, dass jeder Mensch – wer auch immer er sei – einem zum Nächsten werden kann. Der ansonsten

[12] Vgl. zu diesem Gleichnis aus philosophischer Perspektive auch die treffenden Überlegungen von Held, K. (2018), 140–141.

fernste Mensch kann sich in bestimmten Situationen als nächster Mensch zeigen. Ereignishaft kann sich – durch eine unvorhersehbare Verstrickung mit einem anderen, leidenden Menschen – Nähe einstellen.

Dies ist der *Universalismus* der Nähe: Ein jeder Mensch kann einem nahe rücken und zum Nächsten werden, weil es eine Einheit des Menschengeschlechts gibt, weil Menschen zur Familie aller Menschen gehören, weil Menschen einander immer schon nahe sind – so fern und fremd sie einander äußerlich betrachtet auch sind. Die christliche Tradition hat diesen Gedanken theologisch – mit Bezug auf den Schöpfungsgedanken und auf das radikale Handeln Jesu – begründet. In der Neuzeit hat man sich bemüht, diesen Gedanken – den ethischen Universalismus – philosophisch einzuholen. So hat etwa Immanuel Kant im kategorischen Imperativ dieser Position Ausdruck verliehen, denn wenn er formuliert: „Handle so, dass du die Menschheit sowohl in deiner Person, als in der Person eines jeden anderen jederzeit zugleich als Zweck, niemals bloß als Mittel brauchst",[13] bezieht sich das auf jeden möglichen Menschen, der von meinem Handeln betroffen sein kann. Der Mensch – und zwar *an sich*, als Mensch und nicht als Freund, als Mitglied einer bestimmten Familie oder Religionsgemeinschaft oder als Bürger eines Staates – steht in einem verpflichtenden Verhältnis zu anderen Menschen *an sich*.

Es gibt zwar eine vielfältig differenzierte Struktur von Gemeinschaften, die Verpflichtungen von Menschen zueinander begründen, aber letztlich stehen alle Menschen in einem verpflichtenden Verhältnis der Nähe zueinander. Denn alle Menschen sind Brüder und Schwestern, Mitglieder einer einzigen Familie, die über dieselbe Würde und auf dieser Grundlage auch über dieselben grundlegenden Rechte verfügen. Diese Nähe zeigt sich heute in einer besonderen Weise, denn

---

[13] Kant, I. (1785), AA IV, 429.

die Einheit des Menschengeschlechts ist nicht nur vermittelt durch Medien, Philosophie, Politik oder Recht bewusst wie nie zuvor; auch die Zahl und Intensität der Verbindungen von Menschen miteinander – durch den Austausch von Waren, Ideen und Wissen, durch Migrationsbewegungen, die sozialen Medien oder auch durch Reisen und Tourismus – ist in den letzten beiden Jahrhunderten in einer zuvor nicht bekannten Weise gewachsen.

Der ethische Universalismus ist nicht identisch mit der Position einer universalen Verantwortung, wie sie von manchen Vertretern des Utilitarismus vertreten wird. Zwar kann jeder Mensch einem zum Nächsten werden, doch sind nie alle Menschen zugleich und in gleicher Weise meine Nächsten. Die konkrete geschichtliche Besonderheit der Nähe lässt sich nicht überwinden. Das wäre nicht nur logisch unmöglich – denn wie sollten alle Menschen mir Nächste sein und daher am „nächsten" stehen? –, sondern würde auch zu einer ethischen Überforderung führen.[14] Dann wäre es nämlich gar nicht mehr möglich, zu handeln. Angesichts eines konkreten Nächsten, der meiner Hilfe bedarf, müsste ich mich fragen, ob es anderswo nicht einen anderen Menschen gibt, der in noch größerer Not ist und daher meiner Hilfe noch mehr bedarf. Der barmherzige Samariter hätte, wenn er sich universal verantwortlich gefühlt hätte, im konkreten Fall gar nicht helfen dürfen, weil nicht weit entfernt ein anderer Mensch hätte liegen können, der seiner Hilfe noch mehr bedurft hätte. Aber hätte er dann handeln dürfen? Vielleicht hätte er wenig weiter entfernt eine kleine Gruppe von Menschen finden können, die ebenfalls seiner Hilfe bedürftig gewesen wären. Damit menschliches Handeln überhaupt möglich ist, ist es notwendig, den konkret verpflichtenden Charakter der Nähe anzuerkennen. In der Begegnung mit einem anderen Menschen von Antlitz zu Antlitz hat Nähe ihren primären Ort – entweder als

[14] Vgl. zur Kritik am Utilitarismus Spaemann, R. (2001), 218–237.

traditionell gewachsene oder als ereignishafte Nähe. Das schließt nicht aus, dass Nähe in bestimmten Fällen auch vermittelt sein kann – etwa dadurch, dass man vom Leid eines anderen Menschen von einem Dritten hört oder dass Nähe sich mittels der Technik – also etwa durch das Radio, das Fernsehen oder die webbasierten sozialen Medien – einstellt. Doch dürfte dies der Sonderfall sein, die Ausnahme, die die Regel bestätigt.

3. Von Antlitz zu Antlitz. Zur Phänomenologie der Nähe

Nach dieser ersten Annäherung an die „Orte" der Nähe ist es möglich, die Perspektive noch zu erweitern und dabei zu fragen: Was ist genau gemeint, wenn von jener Nähe gesprochen wird, die zählt oder die zwischen Menschen entweder gewachsen ist oder sich zwischen ihnen ereignet? Was geschieht, wenn ein anderer Mensch einem „nahe" ist? Warum bedürfen Menschen der Nähe? Nähe lässt sich, auch wenn bestimmte äußere Bedingungen erfüllt sein müssen und es „Orte" der Nähe gibt, nicht beobachten und empirisch bestimmen. Das erklärt den diffusen und komplexen Charakter des Wortes und des Phänomens der Nähe. Bloße physische Nähe reicht nicht aus, um das Phänomen der Nähe zu bestimmen. Ein anderer Mensch kann direkt neben einem sitzen und einem doch sehr fern sein, wohingegen ein in weiter Ferne lebender Mensch einem wiederum sehr nahe sein kann, wenn auch in der Regel eine vielleicht nur einmal kurz erfahrene äußere Nähe dabei helfen kann, auch eine innere Nähe – Verbundenheit von Mensch zu Mensch – entstehen zu lassen.

Auch ein bestimmtes Handeln unter Menschen ist kein Beweis für ihre Nähe. Man kann einem anderen Menschen helfen, ohne ihm nahe zu sein. Das Handeln kann, so hilfreich es erscheinen mag, auf ein rein äußerliches Verhältnis zum anderen zurückgehen. Man kann – etwa als Pflegekraft, als Ärztin oder als Lehrer – professionell handeln und seine Pflicht erfüllen, ohne den Menschen, mit denen man zu tun hat, nahe zu sein oder auch näher zu kommen. Man kann sich sogar in seinem Handeln davor schützen wollen, einem anderen Menschen nahe zu kommen. Dafür kann es gute Gründe geben wie etwa die Furcht, vom Anderen und der Verantwortung für ihn überwältigt zu werden und dann nicht mehr professionell handeln zu können. Auch kann man Nähe nicht einfach auf Verwandtschaft oder die Zugehörigkeit zu einer gewachsenen Gemeinschaft reduzieren. Das Sprichwort weiß zwar, dass Blut dicker als Wasser sei; gerade aber zwischen Verwandten kann es eine große menschliche Distanz geben. Allein die verwandtschaftliche Beziehung garantiert oder erklärt keine Nähe – genauso wenig wie eine nachbarschaftliche Beziehung oder viele andere äußere Faktoren, die Menschen miteinander verbinden oder nahe sein lassen können. Nähe setzt nämlich neben der konkreten Begegnung immer auch etwas Intim-Innerliches voraus, ein Sich-Öffnen für den Anderen, das nicht rein konventionell – weil man immer geholfen hat oder eine bloße Pflicht zur Hilfe verspürt hat – begründet sein darf, sondern auf die freie Entscheidung zurückgeht, dem anderen Menschen wohlzuwollen. Man will dann aus Freiheit heraus, dass man dem anderen wohlwill. Ohne diese Entscheidung zur Nähe, ohne ein wirkliches Wollen werden auch nachbarschaftliche Konventionen – oder Werbeslogans für politische Parteien oder christliche Sozialträger – leer und steril.

Nähe ist aber auch nicht einfach oder nicht primär eine Folge persönlicher Entscheidungen. Man kann sich nicht einfach entscheiden, einem anderen Menschen nahe zu sein – sowenig man sich einfach entscheiden kann, einem anderen Menschen ein Freund zu sein. Dann würde man im schlimmsten Falle dem Anderen zu nahe rücken. Der andere Mensch muss die Nähe immer auch zulassen, ja, vermutlich muss er zunächst einmal, ob ausgesprochen oder unausgesprochen, zur Nähe sich öffnen und zu ihr einladen. Freiheit hat angesichts des anderen Menschen weder das erste noch das letzte Wort. Die freie Zuwendung zum Anderen ist auf eine einladende, eine bittende Herausforderung des Anderen angewiesen. Nähe ist daher ein Geschenk: Sie bedarf des Geben-Wollens wie auch des Empfangen-Wollens, und weder das eine noch das andere können einzeln garantieren, dass wirkliche Nähe entsteht. Sie kann im Zwischenraum der Gabe – zwischen Geber und Empfänger – aufbrechen. Sie vollzieht sich, geschieht, ereignet sich – und zwar zwischen Personen, die nun nicht mehr in einem distanzierten oder neutralen Verhältnis zueinander stehen. In der Nähe geschieht dann Begegnung: von Antlitz zu Antlitz; und zwar so, dass der Gebende immer auch empfängt und der Empfangende immer auch gibt.

In dieser Begegnung erfahren Menschen zunächst ein Miteinander, und zwar eine besonders intensive und wichtige Form der menschlichen, sich in mannigfaltige, d.h. nähere und fernere Beziehungen ausdifferenzierenden Gemeinschaft. Ein Leben ganz ohne Nähe zu anderen Menschen wäre a-sozial. Letztlich wäre es gar nicht denkbar, denn auch der größte Misanthrop, der versucht, sich aus aller menschlichen Gemeinschaft herauszuziehen, kann nur aus der engen Bezogenheit auf Menschen heraus – aus einmal erfahrener oder schmerzhaft vermisster Nähe – andere Menschen und den Umgang mit ihnen hassen. Das oft propagierte Subjekt, das frei von Bindungen und Verhältnissen zu anderen Menschen sein Leben gestalten darf (oder weit eher muss), ist eine Illusion – und zwar eine gefährliche, denn wenn dieses Menschenbild als Idealbild dient, kann der einzelne isolierte und sich isolierende Mensch nur an seiner Freiheit und somit auch an seinem Leben scheitern. Er zeigt sich auf der Suche nach einem immer perfekteren Selbst als immer unnahbarer – unberührt vom Anderen und sogar unberührbar vom Menschsein des Anderen. In seiner Selbstbezüglichkeit wird er sich selbst zunehmend überfordern, um schließlich – ausgebrannt, ohne Orientierung, einsam – am Leben zu verzweifeln.[15] Denn ohne ein oft sehr nahes Miteinander – die Gemeinschaft mit anderen Menschen, die Bezogenheit auf sie und die Verbundenheit mit ihnen – fehlt dem Menschen eine unverzichtbare Dimension menschlicher Existenz. Daher kann man sagen, dass Menschen nicht allein mit-, sondern auch zueinander leben. Ihr Miteinander zeigt eine innere Richtung und Bezogenheit aufeinander zu. Jedes Miteinander ist dynamisch, eine Bewegung auf Menschen hin. Auch Nähe ist somit kein statisches Phänomen, sondern unterliegt der Möglichkeit möglicher Steigerungen – und damit umgekehrt auch der Möglichkeit des Verlustes von Nähe, des Auseinanderdriftens, In-Distanz-Gehens und Fremd-Werdens.

In ihrem Zueinander erfahren Menschen, dass sie von- und füreinander leben. Menschen bedürfen der Gaben des Anderen, um überhaupt leben zu können – und zwar in einem doppelten Sinne: der Gaben, die Menschen einander schenken, und vor allem der Gabe, die Menschen einander sind. Kein Mensch wäre ohne andere Menschen geboren worden oder hätte wachsen und sich entwickeln können. Kein Mensch kann ohne andere Menschen alt werden oder sterben. Wenn dies trotzdem geschieht, wenn also ein Mensch in Einsamkeit altert oder stirbt, versteht man dies zu Recht als etwas, das nicht sein sollte. An diese Menschen kann man zumindest denken oder für sie beten und sie so – in freilich begrenzter Weise – in das menschliche Zuneinander zurückholen und einbeziehen. Aber auch der erwachsene und gesunde Mensch lebt nicht beziehungslos, sondern von anderen Menschen und für sie. Wie sehr sich zwischenmenschliche Verhältnisse auch funktionalisieren und ökonomisieren lassen – die Gegenwart zeigt, dass dies in einem erschreckenden Maße möglich ist –, so bleiben Menschen doch auf Gaben

[15] Vgl. zum modernen Missverständnis der Freiheit Strenger, C. (2017).

anderer Menschen angewiesen, die ihnen geschenkt werden, ohne dass sie darauf einen Anspruch formulieren könnten: auf den freundlichen Gruß auf der Straße, auf die unerwartete, aber notwendige Hilfe in einer Notlage, auf den Anruf in einer schwierigen Situation. Die wirtschaftliche Logik des wechselseitigen Austauschs von Gütern lässt das menschliche Von- und Füreinander nicht verstehen. Es gibt zwar immer wieder die Erwartung, dass einem selbst auch geholfen wird, wenn man einem anderen Menschen hilft – wer grüßt, erwartet oft eine grüßende Antwort, alles andere erscheint ihm unhöflich; wer für einen Freund in einer Notsituation da ist, hegt die Erwartung, dass der Freund ihn auch nicht allein lässt, wenn es ihm umgekehrt schlecht geht –, doch besteht ein wichtiger Unterschied zwischen der Marktlogik und der Logik des menschlichen Mit-, Von- und Füreinanders. Der Markt unterliegt dem berechnenden Kalkül, also *Erwartungen*, die unter Umständen auch eingeklagt werden können. Das zwischenmenschliche Verhältnis unterliegt der allzu oft enttäuschten *Hoffnung* auf die Wechselseitigkeit der Nähe. Im strengen Sinne erwarten oder gar erzwingen lässt sich dies nicht. Man kann Nähe nicht kaufen. Je näher sogar die Logik der Nähe an die Logik des Marktes gerückt wird und Nähe als Leistung verstanden wird, die man berechnen kann und auf die man einen Anspruch formulieren kann, umso mehr verschwindet die wirkliche Nähe und macht bestenfalls der Simulation von Nähe Platz.

Die Logik des Marktes bedarf dieser tieferen Logik der Nähe oder der Gabe, die den Markt humanisiert. Wo sie verschwindet und alles dem Marktgeschehen untergeordnet wird, wo in der Begegnung von Menschen das Menschliche – also das menschliche Von- und Füreinander – verloren geht und Menschen einander nur noch als Konsumenten begegnen, wo aus Schülerinnen und Schülern oder aus Patientinnen und Patienten Kunden werden oder wo selbst die Liebe oder die Freundschaft zu einem anderen Menschen dem Diktat einer marktkonformen Selbstoptimierung zu genügen hat, verschwindet die Nähe, in der Menschen zunächst und zumeist stehen. An die Stelle der unberechenbaren Nähe rückt die Perspektive eines berechnenden und Menschen voneinander distanzierenden Kalküls.

Nähe, so lässt sich nun sagen, entsteht im Mit-, Zu-, Von- und Füreinander von Menschen. Der Raum, der durch Nähe eröffnet wird, lässt sich als ein interpersoneller Verantwortungs- und Sorge-Raum verstehen. Gerade die Nähe zu einem anderen Menschen erschließt jedoch auch die bleibende Geheimnishaftigkeit, die auf keine gemeinsame Ebene zu hebende Alterität und Transzendenz des Anderen. Nähe führt nicht zur „Durchdringung" des Anderen. Denn je näher man dem Anderen kommt und erfährt, wer er wirklich ist, umso mehr zeigt er sich als in seiner freien und zur Verantwortung gerufenen Existenz unerschöpfbar, als radikal anders als alle Vorstellungen über ihn und daher als begrifflich gar nicht einholbar. Emmanuel Levinas hat angesichts der sich entziehenden Anderheit des Anderen in kritischer Auseinandersetzung mit Heidegger und seinem Verständnis von Nähe[16] die folgende Annäherung an das Geschehen von Nähe gewagt: „Beziehung zu etwas, das sich nicht in ‚Bilder' aufzulösen und darzustellen vermag; mit etwas, das nicht übermäßig ist im Verhältnis zum Thema, sondern ohne gemeinsames Maß; mit etwas, das nicht seine Identität zu finden vermag in einem kerygmatischen Logos; etwas, an dem jeder Schematismus scheitert."[17]

Nähe bleibt nicht ohne Folgen – oder anders formuliert: Sie hat keine Folgen, sondern erst in einem bestimmten Verhalten, in einer Haltung, die Menschen füreinander da sein

[16] Vgl. zu Heideggers nicht auf das zwischenmenschliche Verhältnis, sondern auf das Verhältnis zu den „Dingen" bezogene Verständnis von Nähe: Heidegger, M. (1994) und Kettering, E. (1987).
[17] Levinas, E. (1992), 296–297.

und handeln lässt, zeigt sie sich. Wo Menschen nämlich einander wirklich nahekommen und Nähe geschieht, übernehmen sie aktiv Verantwortung füreinander und sorgen sich umeinander. Wie es dem anderen Menschen geht, ist einem dann nicht gleichgültig. Man erfährt sich als mit dem Anderen verstrickt – in einer gemeinsamen Geschichte, deren Beginn man sich nicht ausgesucht hat, deren Verlauf offenbleibt und deren Ende sich einem ebenfalls entzieht. Diese Verstrickung geschieht zunächst auf einer leiblich-sinnlichen Ebene. Sie eröffnet sich im Blick, der nicht nur etwas wahrnimmt und das Wahrgenommene einordnet und auf den Begriff bringt, sondern der sich selbst von einem Du wahrgenommen und herausgefordert erfährt; sie vollzieht sich im Anspruch, durch den nicht ein Inhalt mitgeteilt, sondern eine Beziehung gestiftet wird; sie geschieht im Hören, das nicht einfach akustische Signale empfängt, sondern sich der Zugehörigkeit zum Anderen bewusst bleibt; sie ereignet sich in der Bewegung der Hand, durch die Menschen einander nicht einfach anfassen, so wie sie einen Stein oder ein Buch anfassen, sondern sich berühren, und sie bricht dort auf, wo man einem anderen Menschen so nahe kommt, dass man ihn riechen kann. Die leiblich-sinnliche Erfahrung der Nähe ist dabei keine äußere Erfahrung von etwas. Man erfährt nicht etwas, sondern jemanden; im Leiblichen zeigt sich – als immer schon leiblich – eine Person, die einen gerade als sterblicher Leib (etwas) angeht, einem nahe rückt und einen anblickt. Alles an ihr hat Augen, die einen anschauen: „Denn Augen“, so Botho Strauß, „sind in allem, in Händen, Haar und Hüfte, die Augen von Knie und Brust, von Hals und Schuh, sie alle werfen ihre Leuchtturmsblicke […].“[18]

Manchmal macht man diese Erfahrung auch, ohne einem anderen Menschen physisch nahe zu sein. So kann das Leid eines anderen Menschen, der einem bislang ganz fremd war, von dessen Leid man aus der Zeitung erfährt, einen so sehr

[18] Strauß, B. (2014), 29.

berühren, dass man vieles in Bewegung setzt, um dieses Leid zu lindern. Auch das Glück eines anderen Menschen kann zu einer Annäherung führen. Denn auch glücklichen Menschen kann man sich aus der Ferne nahe fühlen – sodass man ihre Freude teilt und sich mit ihnen freut. Nähe, so scheint es, ist prinzipiell jedem Menschen gegenüber möglich – als Gabe, die Menschen in der Solidarität geteilten Menschseins einander schenken können und die zum Menschsein wesentlich dazugehört. Warum aber ist Nähe heute in Vergessenheit geraten? Warum gibt es eine Krise der Nähe, die dazu führt, dass man – wie die Malteser oder Die Linke – das eigentliche Selbstverständliche eigens betonen muss?

4. Jenseits des Antlitzes. Nähe unter den Bedingungen der Moderne

Um diese Frage zu beantworten, ist es notwendig, zunächst den Prozess der Modernisierung in den Blick zu nehmen. Denn dieser hat dazu geführt, dass sich traditionelle Nähe-Räume stark verändert haben bzw. dass das, was in diesen Räumen geschieht, nun auch in anderen Kontexten und unter anderen Bedingungen vollzogen wird. So wird die elterliche Erziehung der Kinder durch den Kindergarten oder die Schule ergänzt. Die Sorge für kranke, alte oder sterbende Menschen findet nun oft nicht mehr in vertrauter Umgebung und durch verwandte oder befreundete Menschen, sondern in eigens geschaffenen Einrichtungen und durch ausgebildetes Personal statt. Man kann als Grundelement dieser Entwicklung eine Professionalisierung und Institutionalisierung des Sorgeverhältnisses ausmachen. Das hat zu vielen Vorteilen geführt. Zugleich kann jedoch mit diesem Fortschritt auch eine Dimension im Verhältnis von Menschen verloren gehen oder verkümmern, die man nicht theoretisch lernen und die auch gar nicht professionalisiert werden kann, sondern die in professionellen Kontexten als Element der Lebenswelt vorausgesetzt werden muss: die elementare zwischenmenschliche Fähigkeit, sich auf die Nähe eines anderen Menschen einzulassen und ihm – von Antlitz zu Antlitz, von Leib zu Leib – nahe zu kommen.

Professionelles Handeln setzt nämlich Distanz gegenüber dem anderen Menschen voraus. Der Andere erscheint, so lässt sich thesenhaft formulieren, in professionell geprägter Sicht weniger als Mitmensch, der mich betrifft und für den ich unmittelbar Verantwortung trage, sondern als Objekt, dem ein Subjekt fragend, untersuchend, bewertend und handelnd und mit einer mittelbaren – über die Profession gegebenen Verantwortung – gegenübertritt. So wie der Andere durch den objektivierenden Blick des Subjekts auf bestimmte Dimensionen reduziert werden kann – etwa auf seine Krankheit oder seine gesundheitlichen Bedürfnisse – und letztlich als austauschbar verstanden werden kann, ist auch der Mensch, der Sorge für ihn trägt, als handelndes Subjekt austauschbar, wenn er durch die Funktionen definiert wird, die er erfüllt. Menschen erscheinen aus dieser Perspektive als Exemplare einer Gattung – nämlich als Patient mit diesem oder jenem Leid oder als Arzt oder Ärztin oder Pflegekraft mit diesen oder jenen Aufgaben –, wohingegen sie sich im Blick der Nähe – also in jenem Blick, der Nähe entstehen lässt und zugleich nur durch die Optik der Nähe möglich ist – in ihrem konkreten Menschsein mit einer nur ihnen eigenen Würde zeigen, als Personen nämlich, die nicht beispielhaft bestimmte „Fälle“ verkörpern, sondern einzigartig sind: als dieser besondere Mensch, der mit diesem anderen besonderen Menschen in ein Verhältnis tritt, von ihm betroffen und berührt wird und ihm nahe kommt.

Dieser Verlust von Nähe geht nicht allein auf die Professionalisierung des Sorge-Verhältnisses zurück. Denn dieses ist in den letzten Jahrzehnten auch zunehmend technisiert, ökonomisiert und verrechtlicht und dadurch so rationalisiert worden, dass sich Nähe, die sich dem nach allgemeinen Verhältnissen und Zusammenhängen fragenden Verstand entzieht, immer seltener ereignen kann. Die Technisierung der Sorge führt u. a. dazu, dass das Verhältnis zwischen Menschen weniger konkret leiblich, als vielmehr technisch vermittelt ist. An die Seite einer sinnlichen Medizin der Hand ist die Medizin der Apparate getreten. Ähnliche Entwicklungen lassen sich in der Pflege oder auch im Bildungsbereich feststellen. Das technische Medium verändert jedoch auch die Beziehungen zwischen Menschen. An die Stelle der unmittelbaren Begegnung von Antlitz zu Antlitz oder der Be„handlung" – von Leib zu Leib – tritt eine immer stärkere technische Zugangsweise zum anderen Menschen, der auch aufgrund der Technisierung nicht mehr in seiner Besonderheit, sondern als „allgemeiner Mensch" wahrgenommen wird. Die Technik ist nämlich mehr als nur ein Instrument, das von Menschen gesetzten Zwecken gehorcht. Sie hat auch Auswirkungen darauf, was sich als möglicher Zweck des Handelns zeigt, und verändert dadurch das Verhältnis, das Menschen zueinander haben.

Romano Guardini hat daher die technische Maschine einen „Begriff aus Stahl" genannt. Was er über ihr Verhältnis zu den konkreten Einzeldingen der Welt sagt, trifft in noch höherem Maße für die Menschen zu, die durch technische Maschinen versorgt werden: „Sie faßt die vielen Dinge so, daß sie deren Einzelnes, Besonderes außer Acht läßt und sie behandelt, als wären sie alle gleich. Ja sie macht geradezu alle gleich. Der maschinelle Vorgang hat den nämlichen Charakter wie das begriffliche Denken. Beide beherrschen die Dinge dadurch, daß sie aus dem lebendigen Sonderverhältnis zum Einzelnen heraustreten, alle unter ein Ersatzzeichen stellen und so eine künstliche Ordnung schaffen, in welche – ungefähr – alle passen."[19] Wer zunächst nicht in diese Ordnung passt, wird dann der ihm fremden und äußerlichen Ordnung angepasst, weil es im Horizont der mit der technischen Entwicklung oft einher-

[19] Guardini, R. (1927), 30–31.

gehenden vermeintlichen Alternativlosigkeit anders gar nicht geht.

Daher kann der Einsatz von Robotern in der Pflege oder die Entwicklung von Telemedizin nicht nur als bloße Erweiterung des bestehenden medizinischen oder pflegerischen Instrumentariums verstanden werden, sondern wird zu einem neuen Verständnis von Pflege und Medizin und somit auch der ärztlichen und pflegerischen Beziehung führen. Menschliche Herausforderungen werden unter diesen Vorzeichen zunehmend zu technischen Problemen. Vor diesem Hintergrund werden sich aber auch die Gesellschaft und ihr Verständnis von Gesundheit und Krankheit, von guter Pflege und angemessener Sorge oder von Verantwortung und Pflicht verändern. Damit sind neue Erwartungen an den Menschen, der der Pflege oder einer medizinischen Behandlung bedarf, und an den pflegenden oder medizinisch tätigen Menschen verbunden. Beide müssen als Objekt der Sorge einerseits und als Subjekt der Sorge andererseits den Erfordernissen der technischen Welt genügen. Im Rahmen einer technisch modifizierten Sorge wird daher die unmittelbare Begegnung von Person zu Person immer schwieriger. Der Technik, so zeigt sich, wohnt eine latente Macht zur Versachlichung personaler Verhältnisse inne: der Andere wird, je stärker das Verhältnis zu ihm technisch gestaltet ist, mehr und mehr wie eine Sache betrachtet, wie etwas, das nicht der Sorge bedarf, sondern versorgt werden muss.

Die Auswirkungen der Technisierung des Sorge-Verhältnisses werden durch zwei andere, eng mit ihr verbundene Tendenzen verstärkt: durch die Ökonomisierung und die Verrechtlichung des zwischenmenschlichen Sorge-Raumes. Auch diese beiden Tendenzen führen – in bestimmten Hinsichten – zu zahlreichen Vorteilen. In anderen Hinsichten führen sie zu einer Verkümmerung des Sorge-Raumes. Denn wenn zunehmend finanzielle Gesichtspunkte das Verhältnis von Menschen prägen und Effizienz, der kostensensible Einsatz von finanziellen Mitteln, zu einem zentralen Gesichtspunkt menschlicher Sorge wird, wird sich Nähe schwerlich einstellen. Denn diese gehorcht nicht nur nicht der wirtschaftlichen Logik; sie muss, obwohl gerade sie „zählt“, wie ein überflüssiger Luxus erscheinen, wo menschliche Verhältnisse – wie etwa die Pflege eines sterbenden Menschen – auf berechenbare Größen und Kennzahlen reduziert werden. Ähnliches zeigt sich angesichts der Verrechtlichung menschlicher Beziehungen: Ohne Zweifel hat das Recht eine schützende Aufgabe. Es kann Menschen davor bewahren, in ihrer Würde verletzt zu werden, und doch zerbrechen Nähe-Beziehungen, wenn man sie zunehmend primär unter rechtlichen Perspektiven betrachtet und dem vorrechtlichen Beziehungsraum von Menschen einen immer kleineren Platz einräumt. An die Stelle des Primates menschlicher Beziehung tritt dann das Primat eines rechtlichen Regelwerks.

Diese erste Annäherung an die Vergessenheit oder Verdrängung der Nähe im Spannungsfeld von Technisierung, Ökonomisierung und Verrechtlichung kann noch vertieft werden. Denn im Hintergrund der skizzierten Transformationen des Sorge-Verhältnisses steht ein paradigmatischer Wechsel. Es handelt sich dabei um die bleibenden (Nach-)Wirkungen des Cartesianismus. Das gegenwärtige Zeitalter ist nach wie vor – oft implizit, manchmal ausdrücklich – von Voraussetzungen gekennzeichnet, die sich auf Descartes und die Wirkung und Rezeption seines Denkens zurückführen lassen. Das gilt nicht nur für die heute noch verbreitete Suche nach absoluter Gewissheit und den damit verbundenen Fokus auf das erkennende Subjekt, sondern auch mit Blick auf die Leibvergessenheit des cartesianischen und nach-cartesianischen Denkens. Denn der Leib wird auch heute insofern vergessen, als der Dualismus von *res cogitans* und *res extensa* es nicht mehr erlaubt, Leiblichkeit als lebendige Einheit von Körper und Seele zu denken. Der Mensch spaltet sich auf in einen Körper, der von der modernen Wissenschaft untersucht, vermessen, berechnet, gestaltet und manipuliert werden kann, und in ein denkendes (Seelen-)Subjekt, das nicht nur seltsam leiblos geworden ist. Denn mit seinem Leib sind ihm auch die anderen Menschen und letztlich die Welt verloren gegangen. Mit der Gemeinschaft der Menschen und der Offenheit der Welt geht ihm aber auch sein eigenes Personsein verloren. Was übrig bleibt, ist ein abstraktes Subjekt, das zu keinerlei Nähe mehr fähig ist und sich selbst gemäß regelmäßig sich wandelnder Vorstellungen optimiert. Niemand kann ihm nahe rücken, niemandem kann es sich annähern. Alles hält dieses Subjekt sich auf Distanz, um es als Objekt des Wissens zu durchdringen und es dann seinen Zwecken unterzuordnen. Ein lebendiges Herz hat dieses Subjekt nicht mehr.

In einer solchen, hier in groben Strichen gezeichneten Welt fehlt die Liebe, das Herz, das Menschen einander nahe sein lässt und das die Möglichkeit der Barmherzigkeit eröffnet, das Handeln für einen anderen Menschen, der in Not geraten ist und dem man in seiner Not nahe kommt – nicht etwa, weil man selbst auch in Not geraten könnte und darum die eigenen Hilfe unter ein Kalkül stellt, sondern weil man jenseits von allem Kalkül eine Herausforderung erfährt: angezogen vom anderen Menschen in seiner Sterblichkeit, berührt von seiner Gebrechlichkeit, verstrickt in ein Leid, das einem so nahe rückt, als sei es das eigene, aufgerufen zur Liebe, die dem Anderen ein Primat zuspricht, beschenkt von der Nähe des Anderen.

5. Für eine Kultur der Nähe

Vielleicht ist Nähe nur ein anderes Wort für Menschlichkeit. Menschlich ist ja nicht alles, was Menschen denken oder tun können. Während kein Tier „untierisch“ sein kann, ist es dem Menschen gut möglich, unmenschlich, d. h. brutal oder grausam, zu sein. Die Geschichte ist voller Beispiele für derart unmenschliches Handeln. Wenn ein Mensch sich hingegen besonders menschlich zeigt, wenn man von ihm sagen kann: „Das ist wirklich ein Mensch!“, dann bringt man damit zum Ausdruck, dass ein Mensch in besonderer Weise das verwirklicht hat, was zum Menschsein gehört. Bei einem solchen Menschen stimmt die moralische Norm – das Sollen – mit der Wirklichkeit – dem Sein – überein. Ein solcher Mensch ist so, wie er sein soll. Er entspricht den Vorstellungen darüber, wer ein guter Mensch ist, und kann als Vorbild für andere dienen. So ist der barmherzige, für Nähe offene Samariter – weit über den christlichen Kontext hinaus – zu einem Vorbild für viele Menschen geworden. Er ist kein Held des Außerordentlichen, den man nur aus der Ferne bewundern kann, sondern ein Held des Selbstverständlichen, insofern er an der Anteilnahme am Leid eines anderen Menschen fähig war. Diese Anteilnahme bedarf keiner Begründung; ihr kommt die Selbstverständlichkeit des moralisch Gebotenen zu. Die Verweigerung der Hilfe oder die Indifferenz gegenüber dem verwundeten Menschen bedürfte umgekehrt der Begründung.

Jedoch ist die „kindness to strangers“, die die Figur der Blanche DuBois in Tennesse Williams' *A Streetcar Named Desire* als so zentral für ihr eigenes Leben betrachtet hat, alles andere als eine Selbstverständlichkeit. Nicht nur die Moderne macht diese elementare Freundlichkeit, die Nähe zu einem fremden Menschen eröffnet, schwierig. Auch in vormodernen Zeiten fiel die wohlwollende Annäherung an einen anderen Menschen immer schwer. Das allzu Menschliche zeigt sich oft als schwierig oder unmöglich. Die Gründe hierfür sind vielfältig: Manchmal steht dem Menschlichen individuelle Schuld entgegen, ein anderes Mal sind es Strukturen oder Tendenzen auf einer gesellschaftlichen oder sozialen Ebene. Somit wohnt der Nähe immer auch etwas Utopisches inne. Notwendig ist die Hoffnung, dass Nähe sich zwischen Menschen ereignen kann – dass nicht der Ferne, der Gleichgültigkeit, der Respektlosigkeit oder der Feindschaft das letzte Wort bleibt, sondern der Annäherung. In diesem Sinne kann man

Nähe nicht nur als Beschreibung eines Grundverhältnisses zwischen Menschen verstehen, sondern auch als Imperativ, als Hinweis auf eine Vision gelungenen Menschseins: Menschen sollen einander nahekommen und nahe sein.

Dieser Imperativ ist heute gerade deshalb besonders wichtig, weil das eigentlich Selbstverständliche sich zunehmend als gefährdet zeigt. Die Moderne ist unhintergehbar. Ihre Errungenschaften und Vorteile sind nicht von der Hand zu weisen. Doch bedarf die Moderne nicht nur einer Aufklärung über sich selbst und ihre Bedingungen und Grenzen, sondern auch der Ergänzung, die das menschlich Selbstverständliche und Wertvolle, das im Zuge der Modernisierung verloren geht, weil es in Vergessenheit gerät oder bewusst ausgeblendet wird, wieder in Erinnerung ruft. Doch kann eine Kultur der Nähe nicht von oben verordnet werden. Sie lässt sich ja noch nicht einmal begrifflich fassen. Nähe stellt sich ein. Zur Nähe kann man nicht zwingen. Man kann sie nicht theoretisch vermitteln, sondern muss sie praktisch – im Vollzug des Lebens – erleben.

Und doch können Kontexte eröffnet werden, die gelebte Nähe möglich machen. Von besonderer Bedeutung ist in diesem Zusammenhang die Zeit. Denn das Geschehen der Nähe bedarf der Zeit, in der Begegnung zwischen Menschen möglich sein kann. Sie bedarf der mußevollen Zeit, in der nichts getan oder erreicht werden muss, sondern Menschen beieinander sein und sich Zeit schenken können. Diese Zeit der Nähe steht im Widerspruch zur funktional verstandenen Zeit, jener Zeit der Abläufe und Prozesse, die optimiert werden kann. Nähe lässt sich jedoch nicht optimieren, da sie nicht der Logik technischer Rationalität gehorcht. Sie folgt der abgründigen Logik der Nächstenliebe, die sich nicht begründen oder perfektionieren lässt, sondern sich, wenn nicht wider alle Hoffnung, in der allzu oft enttäuschten Hoffnung schenkt, dass sie einen Unterschied machen könnte, auch wenn ihr wenig zu tun bleibt; dass sie notwendig sein könnte, auch wenn sie kaum möglich erscheint; dass sie viel bewegen kann, auch wenn sie nichts zu bringen scheint.

Wo Menschen heute einander begegnen – gerade auch in Medizin und Pflege oder im Bildungsbereich – ist Zeit zu einem knappen Gut geworden. Diese Verknappung ist allerdings kein Naturgesetz, auch wenn sich die Kräfte, die in ihrem Hintergrund wirken, den Anschein elementarer Gewalten geben, so, als zeige sich ihn ihnen die Natur und nicht der Mensch mit seinen Interessen und Gewohnheiten. Letztlich geht die Verknappung der Zeit auf individuelle, gesellschaftliche und politische Entscheidungen zurück, in denen kein Blick für die Notwendigkeit von Nähe gewahrt wird. Wo umgekehrt dieser Blick wieder eingeübt wird, wo die Bedeutung der Nähe anerkannt wird und Menschen einander nahe sein wollen, können andere Entscheidungen getroffen werden: für ein, um mit Heidegger zu sprechen, besinnliches Denken, das das rechnende Denkern ergänzt; für ein sorgendes Verhalten zu anderen Menschen, das diese nicht nur äußerlich mit dem Nötigsten versorgt, sondern sich den „Luxus" der Zeit gönnt; für eine Anerkennung der Endlichkeit, Gebrechlichkeit und Sterblichkeit des Menschen und der Aufgaben der Nähe angesichts der *conditio humana* und für eine Offenheit für die Nähe des Anderen, die, je näher Menschen sich rücken, umso klarer die geheimnisvolle Unbekanntheit des Anderen aufscheinen lässt: „Je länger zwei miteinander sind," so noch einmal Botho Strauß, „um so häufiger werden die verstohlenen Blicke, mit denen einer dem anderen wie einen Unbekannten betrachtet. Das Unbekannte an ihm geht aber gerade aus der Gewöhnung und der Dauer der Zeit hervor, seinem unbegreiflichen Bleiben."[20]

[20] Strauß, B. (2014), 31.

Literatur

Baumann, Zygmunt (2016): Die Angst vor den anderen. Ein Essay über Migration. Berlin: Suhrkamp.
Canetti, Elias (2014): Das Buch gegen den Tod. München: Carl Hanser Verlag.
Ebner, Julia (2018): Wut. Was Islamisten und Rechtsextreme mit uns machen. Darmstadt: wbg Theiss.
Emcke, Carolin (2016): Gegen den Hass. Frankfurt: S. Fischer.
Glucksmann, Raphaël (2019): Die Politik sind wir! Gegen den Egoismus. Für einen neuen Gesellschaftsvertrag. München: Carl Hanser Verlag.
Guardini, Romano (1927): Briefe vom Comer See. Mainz: Matthias-Grünewald-Verlag.
Heidegger, Martin (1994): Das Ding. In: P. Jaeger (Hg): Martin Heidegger. Gesamtausgabe 3. Abt. Bd. 79. Bremer und Freiburger Vorträge. Frankfurt am Main: Klostermann.
Heidegger, Martin (1993): Sein und Zeit. Tübingen: Niemeyer.
Held, Klaus (2018): Der biblische Glaube. Phänomenologie seiner Herkunft und Zukunft. Frankfurt am Main: Klostermann.
Hillenkamp, Sven (2009): Das Ende der Liebe. Gefühle im Zeitalter unendlicher Freiheit. Stuttgart: Klett-Cotta.
Jung, Sebastian (2017): Tribe. Das verlorene Wissen um Gemeinschaft und Menschlichkeit. München: Blessing.
Kant, Immanuel (1785): Grundlegung zur Metaphysik der Sitten, AA IV.
Kettering, Emil (1987): Nähe. Das Denken Martin Heideggers. Pfullingen: Neske.
Kunze, Reiner (2018): Nachts, In: R. Kunze (Hg.): Die stunde mit dir selbst. Gedichte. Frankfurt am Main: S. Fischer.
Levinas, Emmanuel (1992): Die Spur des Anderen. Untersuchungen zur Phänomenologie und Sozialphilosophie. Freiburg / München: Alber.
Neiman, Susan (2017): Widerstand der Vernunft. Ein Manifest in postfaktischen Zeiten. Wals bei Salzburg: Ecowin.
Nussbaum, Marta (2019): Königreich der Angst. Gedanken zur aktuellen politischen Krise. Darmstadt: wbg Theiss.
Spaemann, Robert (2001): Wer hat wofür Verantwortung? Kritische Überlegungen zur Unterscheidung von Gesinnungsethik und Verantwortungsethik. In: Spaemann, R. (Hg): Grenzen. Zur ethischen Dimension des Handelns. Stuttgart: Klett-Cotta.
Strauß, Botho (2014): Allein mit allen. Gedankenbuch. München: Hansen.
Strenger, Carlo (2017): Abenteuer Freiheit. Ein Wegweiser für unsichere Zeiten. Berlin: Suhrkamp.

Webseiten

Vgl. https://www.malteser.de / (14.07.2019).
Vgl. https://www.wahlplakatcheck.net / 2017 / 08 / 26 / naehe-mehr-personal-in-pflege-und-gesundheit-die-linke / (14.07.2019).

Wie erzeugen Rituale und Gesten Gemeinschaften? Mimetische und performative Prozesse

Christoph Wulf

Einführung

Die kulturelle und soziale Macht von Ritualen und Gesten basiert zu einem erheblichen Teil auf einem in ihrer Inszenierung und Aufführung enthaltenen impliziten bzw. schweigenden Wissen.[1] Dies zeigt sich am gesellschaftlichen Umgang mit Ritualen in der zweiten Hälfte des 20. Jahrhunderts. Zwei Gründe für die damals verbreitete Ablehnung von Ritualen waren ihr Missbrauch zur Gleichschaltung und Unterdrückung von Menschen während des Nationalsozialismus sowie die heftige Ritualkritik der Studentenbewegung der 1960er Jahre. Man begründete die negative Einschätzung damit, dass der kollektive Charakter von Ritualen zu negativen Auswirkungen auf die individuelle Entwicklung der Menschen führe. Er gäbe den Menschen keine Möglichkeit zur Entfaltung ihrer Individualität. Doch dieser Einschätzung liegt ein Irrtum zugrunde. Da Menschen in hohem Maße soziale Wesen sind, kann sich ihre Individualität nur in Interaktionen mit anderen Menschen herausbilden. Rituale spielen dabei eine zentrale Rolle; in ihnen lernen Menschen, ihre Subjektivität in einem sozialen Kontext zu entwickeln.[2] Unabhängig von diesem Sachverhalt ist ein kritischer Umgang mit Ritualen, mit ihren impliziten Hierarchien und Machtstrukturen er-

[1] Kraus, A. et al. (2017).
[2] Alkemeyer, T. / Kalthoff, H. / Rieger-Ladich, M. (2015).

forderlich. Rituale schaffen Gemeinschaft, konstituieren das Soziale und bilden Subjekte.

So wichtig eine fundierte Ritualkritik ist, sie darf nicht dazu führen, die zentrale Bedeutung von Ritualen für die Kohärenz einer Gesellschaft zu übersehen. Rituale sind für die Konstitution, Aufrechterhaltung und Veränderung von Gemeinschaften wichtig. Sie verbinden Vergangenes mit Gegenwärtigem und Zukünftigem. In Gemeinschaften und Gesellschaften schaffen sie Strukturen und führen dazu, dass Menschen die in den gesellschaftlichen Institutionen enthaltenen Werte und Handlungsweisen inkorporieren. Außerdem markieren und gestalten Rituale die Übergänge zwischen Lebensphasen und Institutionen.[3]

Was unter Ritualen verstanden wird, ist in der weitgefächerten interdisziplinären und internationalen Ritualforschung umstritten.[4] Konsens ist, dass *Liturgien, Zeremonien, Feste* und nach Auffassung vieler auch *Alltagshandlungen* wie z. B. Begrüßungen als Rituale bezeichnet werden können.[5] Was als Ritual angesehen wird, ist das Ergebnis von Symbolisierungs- und Konstruktionsprozessen.[6] Ein wichtiger Gesichtspunkt für ihre Klassifikation besteht in ihrer Unterscheidung nach Anlässen. Mit diesem Kriterium lässt sich eine Typologie aufstellen, aus der hervorgeht, in welchen gesellschaftlichen Zusammenhängen Rituale eine Rolle spielen:[7]

- Übergangsrituale (z. B. Geburt, Initiation, Hochzeit, Tod);
- Rituale der Institution bzw. Amtseinführung;
- jahreszeitlich bedingte Rituale (Weihnachten, Geburtstage, Nationalfeiertage);
- Rituale der Intensivierung (Feiern, Liebe, Sexualität);

---

3 Van Gennep, A. (1999); Turner, V. (1989).
4 Wulf, Ch. / Zirfas, J. (2004).
5 Grimes, R. L. (1995).
6 Goffman, E. (1980).
7 Gebauer, G. / Wulf, Ch. (1998); Michaels, A. (2007).

- Rituale der Rebellion (Friedens- und Ökobewegung, Jugendrituale);
- Interaktionsrituale (Begrüßungen, Verabschiedungen, Konflikte).

Struktur und Strukturelemente

In Anlehnung an die Arbeiten van Genneps[8] und Turners[9] unterscheidet man gemeinhin drei Phasen bei der Kennzeichnung von Übergangsriten. In der ersten Phase befindet sich der Ritualteilnehmer noch in seiner alten Institution bzw. Lebensphase; dann kommt die Übergangsphase und schließlich die Anschlussphase in der neuen Situation. Eine Hochzeit lässt sich nach diesem Modell interpretieren. Im Zentrum des Rituals steht die zweite Phase. In dieser erfolgt die zentrale rituelle Handlung, die die erste und die zweite Phase verbindet. Bei einer Hochzeit ist es der Akt der Eheschließung, die Hochzeitszeremonie im engeren Sinne, in deren Verlauf der Übergang in die Ehe inszeniert und aufgeführt wird. Häufig findet hier die Intensivierung des Geschehens durch Gesten wie etwa durch das Anstecken der Eheringe statt.[10] Die einzelnen rituellen Handlungen inszenieren den Wunsch nach einem gelingenden gemeinsamen Leben. Zu diesen gehören das Jawort unter Zeugen, die durch die Ringe symbolisierte neue Gemeinschaft, der öffentliche Kuss, die sich in das Gedächtnis aller Hochzeitsgäste einschreibende Feier. Auch hier gibt es von der Bedeutung der Gesten und Handlungen ein schweigendes Hintergrundwissen, das im Vollzug des Rituals zur Darstellung gebracht wird. Dieses Wissen wird weniger sprachlich als vielmehr mit dem Körper inszeniert und aus-

---

[8] Van Gennep, A. (1999).
[9] Turner, V. (1989).
[10] Wulf, Ch. / Fischer-Lichte, E. (2010).

gedrückt. Durch seinen performativen Charakter bringt die rituelle Inszenierung stillschweigend die Gründung der neuen Gemeinschaft in der Ehe zum Ausdruck.

Rituale werden auf sozialen „Bühnen" inszeniert und aufgeführt. Mit ihrer Hilfe bearbeiten Gemeinschaften die Unterschiede zwischen ihren Mitgliedern und schaffen Übergänge zwischen unterschiedlichen sozialen Praktiken. Rituale sind institutionelle Muster, in denen kollektiv geteiltes Wissen und kollektiv geteilte Handlungspraxen inszeniert und aufgeführt werden und in denen eine Selbstdarstellung und Selbstinterpretation der Übergänge zwischen verschiedenen sozialen Formen erfolgt. Mithilfe von Ritualen schreiben sich Institutionen in die Körper der Menschen ein und erzeugen ein sprachlich nicht fassbares, schweigendes praktisches Handlungswissen,[11] ohne das Menschen nicht orientierungs- und anschlussfähig wären. Über dieses Wissen können Menschen verfügen, auch wenn es ihnen wegen seines nicht sprachlichen Charakters nicht bewusst ist.

Dieses praktische Wissen macht es ihnen möglich, Rituale aufzuführen und zu gestalten. Folgt man der Unterscheidung Gilbert Ryles zwischen „Wissen, wie" und Wissen, dass"[12], dann handelt es sich bei rituellen Handlungen um ein Wissen, *wie* man etwas macht. Bei diesem Wissen steht nicht der Gewinn eines faktischen sprachlich ausdrückbaren Wissens im Zentrum, sondern ein Können, das zum Handeln befähigt. Dieses Wissen ist ein performatives Praxis- und Handlungswissen, das sich auch von dem Wissen unterscheidet, das zur Beschreibung und Interpretation von Ritualen erforderlich ist. Praktisches rituelles Wissen ist ein inkorporiertes Wissen, ein Können, das in der Performanz rituellen Handelns erfahrbar wird.

[11] Hirschauer, S. (2001).
[12] Ryle, G. (1990).

Rituelle Handlungen haben einen Anfang und ein Ende und damit eine zeitliche Interaktionsstruktur. Sie vollziehen sich in Räumen, die sie gestalten und zu sozialen Räumen machen. Rituelle Prozesse verkörpern und konkretisieren Institutionen und Organisationen. Sie haben einen herausgehobenen Charakter, sind demonstrativ und werden durch ihre Rahmungen bestimmt. In Ritualen werden Übergänge zwischen sozialen Situationen und Institutionen geschaffen und Differenzen zwischen Menschen und Situationen bearbeitet. *Rituale sind körperlich, expressiv, symbolisch, regelhaft, effizient; sie sind repetitiv, homogen, ludisch, öffentlich und operational.* Jedes dieser Adjektive verweist auf eine Dimension rituellen Wissens, von der die Ritualteilnehmer wissen müssen, *wie* sie sie in ihrem Handeln inszenieren. Sie müssen in der Lage sein zu wissen, wie sie ein Ritual körperlich, expressiv, symbolisch, regelhaft etc. aufführen. Von dem Gelingen der Inszenierung in den genannten Dimensionen hängt es ab, ob ein Ritual die mit ihm verbundenen Erwartungen erfüllt. In jedem Fall ist ein umfangreiches unspezifisches stillschweigendes Hintergrundwissen erforderlich. Das für die jeweilige Inszenierung erforderliche Wissen bildet sich situativ, so dass die Ritualteilnehmer in spezifischen Situationen die ludischen oder expressiven Dimensionen eines Rituals darstellen und ausdrücken. Auf diese situative Gestaltung der Rituale wirken nicht nur die kollektiven, sondern auch die subjektiven Faktoren der Ritualteilnehmer ein, die zu dem großen differenzierten Bereich impliziten Wissens gehören.

Rituale als performative Handlungen

Die Berliner Ritualstudie hat gezeigt, dass die Nachhaltigkeit der Wirkungen von Ritualen an ihren performativen Charakter, d. h. an die Körperlichkeit ihrer szenischen Inszenierungen und Aufführungen gebunden ist.[13] In der körperlichen Darstellung von Ritualen und Ritualisierungen zeigen Menschen, wer sie sind und wie sie ihr Verhältnis zu anderen Menschen und zur Welt begreifen. Rituelle Prozesse lassen sich als szenische Aufführungen performativen Handelns verstehen, in deren Rahmen den Mitgliedern der Institutionen unterschiedliche Aufgaben zufallen. Manche rituellen Inszenierungen sind spontan; bei ihnen ist häufig nur schwer erkennbar, warum sie gerade in diesem Augenblick emergieren. Andere rituelle Aufführungen lassen sich aus dem Kontext und der identifizierbaren Vorgeschichte verstehen. Wegen des ludischen Charakters ritueller Aufführungen stehen die szenischen Elemente häufig in einer kontingenten Beziehung zueinander, die die Dynamik der Rituale ausmacht.[14]

Rituale wirken in erster Linie über die Inszenierung und Aufführung der Körper der beteiligten Menschen. Selbst wenn die Deutung eines Rituals bei diesen verschieden ist, gehen von der Tatsache, dass das Ritual gemeinsam vollzogen wird, gemeinschaftsbildende Wirkungen aus. Trotz unterschiedlicher Befindlichkeit, differenter Deutungen und grundlegender Unterschiede erzeugt die rituelle Handlung Gemeinschaft.

Rituelle Aufführungen erfordern Bewegungen des Körpers, mit deren Hilfe Nähe und Distanz sowie Annäherung und Entfernung zwischen den Teilnehmern des Rituals in Szene gesetzt werden. In diesen Körperbewegungen kommen soziale Haltungen und soziale Beziehungen zum Ausdruck.[15] So erfordern hierarchische, von Machtunterschieden bestimmte Beziehungen andere Bewegungen des Körpers als freundschaftliche oder gar intime Beziehungen. Durch die Be-

---

[13] Wulf, Ch. / Althans, B. et al. (2001); Wulf, Ch. / Althans, B. et al. (2004); Wulf, Ch. / Althans, B. et al. (2007); Wulf, Ch. / Althans, B. et al. (2011).
[14] Wulf, Ch. / Goehlich, M. / Zirfas, J. (2001); Wulf, Ch. / Zirfas, J. (2007).
[15] Gehm, S. / Husemann, P. / von Wilcke, K. (2007).

herrschung sozialer Situationen mit Hilfe von Körperbewegungen wird auch der Körper durch sie beherrscht; er wird zivilisiert und kultiviert. Mit den Bewegungen des Körpers werden soziale Situationen geschaffen. Wegen ihres figurativen Charakters sind solche Situationen besonders gut erinnerbar und bieten sich daher auch für Wiederaufführungen an. In rituellen Inszenierungen wirkt ein ostentatives Element mit; die am Ritual Beteiligten möchten, dass ihre Handlungen gesehen und angemessen gewürdigt werden. In den Bewegungen der Körper soll das Anliegen der Handelnden zur Darstellung und zum Ausdruck kommen.

Wenn vom Performativen, von Performanz und Performativität die Rede ist, so liegt der Akzent auf der weltkonstituierenden Seite des Körpers. Diese zeigt sich in der Sprache und im sozialen Handeln. Wenn vom performativen Charakter die Rede ist, werden damit Sprache als Handlung und soziales Handeln als Inszenierung und Aufführung bezeichnet. Wird menschliches Handeln als aufführendes kulturelles Handeln begriffen, so ergeben sich daraus Veränderungen für das Verständnis sozialer Prozesse. In diesem Fall finden die Körperlichkeit der Handelnden sowie der Ereignis- und inszenatorische Charakter ihrer Handlungen größere Aufmerksamkeit. Dann wird deutlich: Soziales Handeln ist mehr als die Umsetzung von Intentionen. Die darüber hinausgehende Bedeutung besteht u. a. in der Art und Weise, in der Handelnde ihre Ziele verfolgen und zu realisieren versuchen. In diese Prozesse gehen unbewusste Wünsche, frühe Erfahrungen und Empfindungen ein. Trotz der intentional gleichen Ausrichtung einer Handlung zeigen sich in der Inszenierung ihrer körperlichen Aufführung und in dem *Wie* ihrer Durchführung erhebliche Unterschiede.

Der Charakter und die Qualität sozialer Beziehungen hängen wesentlich davon ab, wie Menschen beim rituellen Handeln ihre Körper einsetzen, welche körperlichen Abstände sie einhalten, welche Körperhaltungen sie zeigen, welche Gesten sie entwickeln. Über diese Merkmale vermitteln Menschen anderen Menschen vieles über sich selbst. Sie teilen ihnen etwas von ihrem Lebensgefühl mit, von ihrer Art und Weise, die Welt zu sehen, zu spüren und zu erleben. Trotz ihrer zentralen Bedeutung für die Wirkungen sozialen Handelns fehlen diese Aspekte körperlicher Performativität in vielen Handlungstheorien, in denen die Handelnden unter Absehung der sinnlichen und kontextuellen Bedingungen ihres Handelns noch immer auf ihr Bewusstsein reduziert werden. Will man diese Reduktion vermeiden, muss man untersuchen, wie rituelles Handeln emergiert, wie es mit Sprache und Imagination verbunden ist, wie es durch gesellschaftliche und kulturelle Muster ermöglicht wird und wie sich sein Ereignischarakter zu seinen repetitiven Aspekten verhält. Nachgehen muss man der Frage, wie weit sich Sprechen und Kommunikation als Handeln begreifen lassen und welche Rolle Ansprache und Wiederholung für die Herausbildung geschlechtlicher, sozialer und ethnischer Identität spielen. In einer solchen Perspektive wird Handeln als körperlich-sinnliche Teilnahme und Gestaltung kultureller Praktiken begriffen. In dieser Perspektive werden künstlerisches und soziales Handeln als *Performance*, Sprechen als performatives Handeln und Performativität als ein abgeleiteter, diese Zusammenhänge übergreifend thematisierender Begriff verstanden. Wenigstens drei Dimensionen der Performativität von Ritualen lassen sich unterscheiden.

Erstens lassen sich Rituale als kommunikative kulturelle Aufführungen begreifen. Als solche sind sie das Ergebnis von Inszenierungen und Prozessen körperlicher Darstellung, in deren Verlauf es um das Arrangement ritueller Szenen geht, in denen die Ritualteilnehmer unterschiedliche Aufgaben erfüllen. Indem sie sich im Sprechen und Handeln aufeinander beziehen, erzeugen sie gemeinsam rituelle Szenen.

Zweitens kommt dem performativen Charakter der Sprache bei rituellen Handlungen erhebliche Bedeutung zu. Deutlich wird dieser z. B. bei den Ritualen der Taufe und der Kommunion, der Hochzeit, des Übergangs und der Amtseinführung, in denen die beim Vollzug des Rituals gesprochenen Worte wesentlich dazu beitragen, eine neue soziale Wirklichkeit zu schaffen.[16] Entsprechendes gilt auch für die Rituale, in denen das Verhältnis der Geschlechter zueinander organisiert wird und in denen die wiederholte Ansprache eines Kindes als „Junge“ oder „Mädchen“ dazu beiträgt, Geschlechtsidentität herauszubilden.[17] Die Wiederholung dieser Ansprache schafft ein nicht reflexives, in zahlreichen Situationen des Alltags erzeugtes Wissen, das stillschweigend dazu beiträgt, Genderidentität hervorzubringen.

Drittens umfasst das Performative der Rituale auch eine ästhetische Dimension, die für künstlerische *Performances* konstitutiv ist. Diese Perspektive verweist auf die Grenzen einer funktionalistischen Betrachtungsweise der Performativität ritueller Handlungen. Wie die ästhetische Betrachtung künstlerischer *Performances* dazu führt, dass diese nicht auf intentionsgeleitetes Handeln reduziert werden, erinnert sie auch daran, dass sich die Bedeutung von Ritualen nicht in der Verwirklichung von Intentionen erschöpft. Nicht weniger wichtig ist die *Art und Weise*, in der die Handelnden ihre Ziele realisieren.

Trotz gleicher Intentionalität zeigen sich bei der körperlichen Aufführung von Ritualen häufig erhebliche Unterschiede. Zu den Gründen dafür gehören allgemeine historische, kulturelle und soziale sowie besondere, mit der Einmaligkeit der Handelnden verbundene Bedingungen. Das Zusammenwirken allgemeiner und besonderer Bedingungen erzeugt den performativen Charakter sprachlichen, sozialen und ästhetischen Handelns in rituellen Inszenierungen und Aufführungen. In dem Ereignis- und Prozesscharakter von Ritualen wer-

[16] Austin, J. L. (1985).
[17] Butler, J. (1998).

den die Grenzen ihrer Planbarkeit und die Voraussehbarkeit deutlich. Bei der Berücksichtigung der ästhetischen Dimension wird die Bedeutung des Stils ritueller Aufführungen sichtbar. Die zwischen der bewussten Intentionalität und den vielen Bedeutungsdimensionen der szenischen Arrangements von Körpern erkennbar werdende Differenz ist offensichtlich.

Gesten als Bewegungen des Körpers

In vielen Ritualen zentriert sich deren Bedeutung auf signifikante Gesten, in einer Hochzeitszeremonie z. B. auf das Anstecken der Eheringe. Doch sind Gesten nicht notwendigerweise an Rituale gebunden. Gesten lassen sich als Bewegungen des Körpers begreifen. Sie gehören zu seinen wichtigsten Darstellungs- und Ausdrucksformen.[18] Da menschliche Körper stets in einer historisch-kulturellen Zurichtung in Erscheinung treten, müssen auch ihre Gesten in ihrem jeweiligen Kontext gelesen werden. Der Versuch, Gesten als universelle Körpersprache zu begreifen, hat nicht die gesetzten Erwartungen erfüllt. Historische und kulturanthropologische Studien zeigen, wie verschieden Gesten in unterschiedlichen Kulturen und historischen Zeiten verstanden werden.[19] Gesten sind signifikante Bewegungen des Körpers, deren Darstellungs- und Ausdrucksformen sich aus den sie bedingenden Intentionen nicht erschöpfend erklären lassen. Die Differenz zwischen Gesten als körperlichen Darstellungs- und Ausdrucksformen und der sprachlichen, mit Hilfe von Interpretationen ermittelten Bedeutung von Gesten ist unaufhebbar. Gesten enthalten einen über ihre Intentionalität hinausgehenden Gehalt, der nur im mimetischen Nachvollzug erfahrbar wird.

---

[18] Kendon, A. (2004).

[19] Bremmer, J. / Roodenburg, H. (1992).

In jeder verbalen Kommunikation und in jeder sozialen Interaktion spielen Gesten eine zentrale Rolle. Sie haben eine Mitteilungsfunktion, deren Bedeutung auch im Rahmen der Sozialpsychologie und Ethnologie zum Thema wird. E. T. Hall[20] hat interessante Untersuchungen zur Proxemik vorgelegt, in denen er gezeigt hat, wie der Einzelne mit Hilfe seines Körpers und seiner Gestik symbolische Räume um sich herum entwickelt. In der Kinesik, der Erforschung von Körperbewegungen, hat Birdwhistell[21] Codes nonverbaler Kommunikation analysiert. In der Ethologie werden Ähnlichkeiten zwischen menschlichem und tierischem Verhalten, menschlichen und tierischen Ausdrucksformen untersucht. Darwins Studie über den *Ausdruck der Gemütsbewegungen bei dem Menschen und den Tieren* ist in diesem Zusammenhang nach wie vor eine lesenswerte, diese Forschungsrichtung begründende Schrift.[22] Morris und andere haben den Ursprung und die Verteilung von Gesten in Europa untersucht, Ähnlichkeiten und Unterschiede empirisch erhoben, verglichen und analysiert.[23] Diese Untersuchung aufgreifend hat Calbris[24] eine Semiotik der Gesten in Frankreich vorgelegt, die detaillierte Informationen über den Umgang mit Gesten enthält.

Auch die Sprachwissenschaft hat die Bedeutung körperlicher Gesten seit längerem entdeckt und ihre Funktion für das Sprechen hervorgehoben. Verschiedentlich wird die Vermutung geäußert, dass die Gesten des Körpers Vorformen der Sprache darstellen, die für die Herausbildung des Sprechens wichtig waren und für die Entwicklung von Gedanken und Sätzen sowie deren Verständnis nach wie vor unerlässlich sind. Aus allen diesen Untersuchungen wird deutlich,

---

20 Hall, E. T. (1982).

21 Birdwhistell, R. L. (1970).

22 Darwin, Ch. (1979).

23 Morris, D. (1995); Morris, D. et al. (1979).

24 Calbris, G. (1990).

wie zentral Gesten für Darstellung, Ausdruck und Verständnis sozialen Handelns und Sprechens sind. Zugleich zeigen sie, dass Gesten nur in begrenztem Maße bewusst eingesetzt und gesteuert werden können. Im Grenzgebiet zwischen Gestik und Mimik treten weite Bereiche der Gestik nicht ins Bewusstsein und entziehen sich daher einer Steuerung und der Kontrolle.

Bewusst eingesetzte Gesten sind Versuche, aus Situationen des bloßen Im-Körper-Seins herauszutreten und über den Körper zu verfügen. Voraussetzung dafür ist die exzentrische Position des Menschen. Diese beinhaltet, dass der Mensch anders als das Tier aus sich heraustreten und sich zu sich selbst verhalten kann. Imagination, Sprache und Handeln werden durch diese vermittelte Unmittelbarkeit der exzentrischen Position möglich. Von Gesten, die intentional gehandhabt werden und dabei voraussetzen, dass der Einzelne über seinen Körper verfügen und ihn einsetzen kann, lassen sich Formen mimischen Körperausdrucks und Formen des gestischen Ausdrucks unterscheiden, die sich der Steuerung und der Kontrolle entziehen. Dazu gehören z. B. die mimischen Ausdrucksformen der Freude und des Lachens, des Schmerzes und des Weinens, aber auch weniger eindeutige, oft ins Gestische hinübergehende Ausdrucksformen wie Stirnrunzeln, Kopfschütteln oder die erhobene bzw. die gebeugte Haltung des Kopfes.

Daher greift eine Unterscheidung zwischen Mimik und Gestik zu kurz, die davon ausgeht, dass Gesten Intentionen ausdrücken, sich im mimischen Ausdruck jedoch Gefühle artikulieren. Zwar ist der mimische Ausdruck meistens unmittelbar und unwillkürlich. Das bedeutet, dass es auf der der Mimik nahen Seite des Gesten-Spektrums auch Gesten gibt, die sich unwillkürlich und ungesteuert vollziehen. Verschiedentlich hat man diese als *„beat"-Gesten*, als Gesten des Schlagens oder Taktens bezeichnet. Auf der anderen Seite des Gesten-Spektrums befinden sich die eher intentionalen, d. h.

die *ikonischen* und vor allem die *metaphorischen* Gesten.[25] Sie formen das mimische Material und verwenden es für eine Sprache der Gesten, die nicht universell, sondern kultur-, zeit- und situationsspezifisch ist.[26]

Im Unterschied zum mimischen Körperausdruck sind Gesten bis auf die eher unspezifischen Gesten des Schlagens bzw. Taktens ablösbar, gestaltbar und lernbar. Während in der Mimik Ausdruck und Gefühl, Form und Inhalt, seelischer Gehalt und körperliche Ausdruckserscheinung zusammenfallen, zeigen sich auf jeden Fall in der bewusst eingesetzten Gestik zwischen diesen Aspekten Differenzen, die eine intentionale Gestaltung der Gesten möglich machen. Vollkommene Gesten erreichen ein hohes Maß künstlicher Natürlichkeit und suggerieren die Verschränkung von seelischem Gehalt und körperlicher Ausdruckserscheinung. Insofern der Mensch Gesten als Ausdruck seiner selbst von innen und außen wahrnehmen kann, gehören sie zu den wichtigsten menschlichen Ausdrucks- und Erfahrungsmöglichkeiten. In Gesten verkörpert sich der Mensch und erfährt sich in der Verkörperung. Im sozialen Umgang mit Gesten kann körperliches Sein in Haben umgewandelt werden.[27] Dieser Transformationsprozess ermöglicht menschliche Existenz. Zur Aufführung und Gestaltung von Ritualen bedarf es spezifischer Gesten. Besonders bei Ritualen im Bereich von Religion und Politik, in denen das repräsentative Element wichtig ist, kommt der Inszenierung und dem Arrangement entsprechender Gesten erhebliche Bedeutung zu.

---

[25] McNeill, D. (1992); McNeill, D. (2005); Müller, C. (2008).
[26] Wulf, Ch. / Fischer-Lichte, E. (2010); Wulf, Ch. et al. (2011).
[27] Alkemeyer, T. et al. (2009).

Insoweit Menschen sind, ohne sich zu haben, und Gesten Entäußerungen sind, können sie über ihre Gesten allmählich auch ein Verhältnis zu ihrem Körper und zu ihrem Inneren gewinnen. In einem mimetischen Verhältnis zu ihren Gesten erleben sie sich in ihren Repräsentationen. In Mimik und Gestik entäußern sie sich und erfahren sie über die Reaktionen anderer Menschen auf ihre Entäußerungen, wer sie sind bzw. wie sie gesehen werden. Die Bilder- und Körpersprache der Gestik ist ein kulturelles Produkt, mit dessen Hilfe Kinder geformt werden und an deren Ausarbeitung sie selbst beteiligt sind. Mit dem mimetischen Erwerb von Gesten findet eine Einfügung in kulturelle Körper- und Bildtraditionen statt, die im Umgang mit Gesten aktualisiert und auf jeweils gegebene Bedingungen bezogen werden. In Gesten kommen eine körperliche Konfiguration, eine innere Intention und ein vermitteltes Verhältnis zur Welt zum Ausdruck. Organempfindungen und seelische Empfindungen fallen in der Geste zusammen. Daher lässt sich auch die Frage nicht beantworten, welche Anteile in einer Geste der Freude ihrer körperlichen und welche ihrer psychischen Seite zukommen. In der Leiblichkeit der Geste findet die Untrennbarkeit der beiden Dimensionen ihren Ausdruck.

Viele Gesten werden aus kulturell geformtem mimischen und fließenden bzw. verschwommenem gestischen Ausdrucksmaterial erzeugt. Wie dieses mimische Rohmaterial der Gestik entsteht, hat die Forschung immer wieder beschäftigt. Verschiedene Erklärungsversuche liegen vor. Ausgehend von dem Funktionsverlust einzelner Organe wie des Blinddarms und ihrer damit verbundenen Rückbildung erklärt Darwin den mimischen Ausdruck als Rest einer einst zweckmäßigen Funktion. Auf der Grundlage dieses Theorems lässt sich dann die Verzerrung der Mundlinie mit der charakteristischen Entblößung der Eckzähne im Falle der Wut damit erklären, dass der frühe Mensch ein ausgebildetes Gebiss hatte, das beim Angriff und bei der Verteidigung für eine Drohgebärde eingesetzt werden konnte. Vermutet wird, dass die mimische Mundbewegung den Rückbildungsprozess der Eckzähne überdauerte. Die Analogisierung zwischen der aktuellen Mimik und ihrer archaischen Funktion wird als Erklärung für bestimmte in der menschlichen Mimik auftretende Ausdrucksformen angesehen. Entsprechende Erklärungen werden für das Stirnrunzeln bei Zorn oder für die Mimik des bitteren bzw. süßen Gesichts gegeben, die auf bestimmte Geschmacksempfindungen zurückgeführt wird. Weitere Gesichtspunkte zur Erklärung der mimischen Voraussetzung der Gestik lassen sich anführen. Dazu gehören die Prinzipien der Assoziation zwischen ähnlichen Empfindungen und Reaktionen (1), der Abfuhr überschüssiger Energie (2) und des Kontrastes (3).

Darwin vertrat die These, *Mimik sei eine Handlung mit fiktivem Objekt.* Dieses Theorem verweist auf die Bedeutung von Imagination und Mimesis für Mimik und Gestik. Nach dieser Auffassung bezieht sich der mimische Ausdruck auf etwas Fiktives und bildet sich in Bezug auf diese Fiktion heraus. Das Fiktive kann etwas Vergangenes, etwas Gegenwärtiges oder etwas Zukünftiges sein. Der mimische und der zunächst verschwommene gestische Ausdruck sind eine mimetische Reaktion auf eine Fiktion. Im Theater werden Mimik und Gestik mimetisch auf den imaginierten „Plot“ und seine szenische Darstellung bezogen. Dabei wird die weitgehend unbewusste Mimik und verschwommene Gestik in eine bewusst artikulierte Gestik transformiert und stilisiert. Diese wird zu einem Element im szenischen Arrangement, das für die mimetische Verarbeitung der Inszenierung des Stückes durch den Zuschauer von zentraler Bedeutung ist. Analoges gilt auch für die sozialen Inszenierungen und ihre Gestik in anderen Institutionen wie der Schule, der Familie und der Mediennutzung.

Viele Gesten sind nicht Formen unmittelbaren Ausdrucks. Unmittelbarer Ausdruck artikuliert sich nur in der

Mimik und einem Teil der Gestik. Nur schwer können die sich hier zeigenden Gefühle und Empfindungen verborgen werden. Die Zeichen des Körpers, seine Symptome, seine „Sprache“ gelten als unverfälschter Ausdruck des menschlichen Inneren, der menschlichen Seele. Die Physiognomik Lavaters und seiner Nachfolger hat versucht, diesen Zusammenhängen auf die Spur zu kommen. Doch entziehen sie sich dem identifizierenden Zugriff weitgehend, ohne dass dadurch das Interesse an diesen Zusammenhängen aufgehört hätte. *Mimik und Gestik des Alltags verweisen auf ein Körperwissen, das sie hervorbringt, gestaltet und verständlich macht. Dieses Wissen entsteht nicht aus der Analyse und Erklärung von Gesten. Im Vollzug sozialer Prozesse wird es mimetisch erworben.*

Mimesis als kulturelles und soziales Lernen

Für die Inszenierung und Aufführung von Ritualen, die Verwendung und Weitergabe von Gesten spielen mimetische Prozesse eine zentrale Rolle. Körperlicher Ausdruck und körperliche Inszenierung werden zum Ausgangspunkt für mimetische Prozesse. Mit Hilfe der Wahrnehmung erfolgt eine Nachahmung dieser Prozesse, in deren Verlauf sich Anähnlichung und Aneignung vollziehen. Die unterschiedlichen Voraussetzungen der Prozesse mimetischer Anähnlichung an Vorbilder lassen Unterschiedliches entstehen. Die Unterschiedlichkeit ihrer Ergebnisse sichert die Entstehung von Neuem aus dem mimetischen Bezug auf Vorgefundenes. Mimetisches Verhalten und Handeln spielt als Fähigkeit zur Darstellung und Inszenierung von Gesten und Ritualen sowie als Fähigkeit zur Anähnlichung und Aneignung von Gesten und Ritualen eine wichtige Rolle.[28]

[28] Gebauer, G. / Wulf, Ch. (1998); Wulf, Ch. (2005).

Zu den wichtigsten Formen sozialen und kulturellen Verhaltens und Handelns gehören mimetische Prozesse und die mit ihnen verbundenen Formen des Lernens. Mimetisches Lernen bezeichnet nicht bloßes Imitieren oder Kopieren, sondern einen Prozess, in dem in der mimetischen Bezugnahme auf andere Menschen und Welten eine Erweiterung der eigenen Weltsicht, des Handelns und Verhaltens erfolgt. Mimetisches Lernen ist produktiv; es ist körperbezogen und verbindet den Einzelnen mit der Welt und anderen Menschen; es schafft ein praktisches Wissen und ist daher für soziales, künstlerisches und praktisches Handeln konstitutiv. Mimetisches Lernen ist kulturelles Lernen und als solches von zentraler Bedeutung für Erziehung und Bildung.[29]

Die Fähigkeit zu rituellem Handeln wird in mimetischen Lernprozessen erworben. Zahlreiche Forschungen haben dies in den letzten Jahren belegt. Menschen entwickeln die von Kultur zu Kultur unterschiedlich ausgeprägten Fähigkeiten des Spielens, Tauschens von Gaben und rituellen Handelns in mimetischen Prozessen. Um jeweils „richtig“ handeln zu können, ist ein praktisches Wissen erforderlich, das über sinnliche, körperbezogene mimetische Lernprozesse in den entsprechenden Handlungsfeldern erworben wird. Auch die jeweiligen kulturellen Charakteristika rituellen Handelns lassen sich nur in mimetischen Annäherungen erfassen. Praktisches Wissen und rituelle Handlungen sind stark historisch und kulturell geformt.[30] Dies zeigt sich besonders in Ritualen und in dem in ihnen gelernten praktischen Wissen, für dessen Entstehung die Inszenierung und Aufführung, die Wiederholung und das damit verbundene mimetische Lernen von besonderer Bedeutung sind.[31]

---

[29] Wulf, Ch. (2001); Wulf, Ch. (2005); Wulf, Ch. (2009); Wulf, Ch. (2013).

[30] Wulf, Ch. (2005).

[31] Wulf, Ch. / Althans, B. et al. (2001); Wulf, Ch. / Althans, B. et al. (2004); Wulf, Ch. / Althans, B. et al. (2007); Wulf, Ch. / Althans, B. et al. (2011).

In einer ersten Annäherung werden soziale bzw. rituelle Handlungen als mimetisch bezeichnet, *wenn sie als Bewegungen Bezug auf andere Bewegungen nehmen, wenn sie sich als körperliche Aufführungen oder Inszenierungen begreifen lassen und wenn sie eigenständige Handlungen sind, die aus sich heraus verstanden werden können und die auf andere Handlungen oder Welten Bezug nehmen.*[32] Nicht mimetisch sind damit Handlungen wie mentale Kalküle, Entscheidungen, reflexhaftes oder routiniertes Verhalten, aber auch einmalige Handlungen und Regelbrüche.

Überall, wo jemand mit Bezug auf eine schon bestehende soziale oder rituelle Praxis handelt und dabei selbst eine soziale bzw. rituelle Praxis herstellt, entsteht ein mimetisches Verhältnis zwischen beiden – beispielsweise, wenn man eine rituelle Praxis aufführt, wenn man nach einem rituellen Modell handelt, wenn man eine soziale Vorstellung körperlich ausdrückt. Dabei sind mimetische Handlungen keine bloßen Reproduktionen, die exakt einem Vorbild folgen; in mimetisch vollzogenen rituellen Praxen kommt es zur Erzeugung von etwas Eigenem.

Im Unterschied zu Prozessen der Mimikry, in denen eine reine Anpassung an vorgegebene Bedingungen vollzogen wird, erzeugen mimetische Prozesse gleichzeitig Ähnlichkeit *und* Differenz zu anderen Situationen oder Menschen, auf die sie sich beziehen. Durch die „Anähnlichung“ an früher erfahrene Situationen und kulturell geprägte Welten erwerben Subjekte die Fähigkeit, sich in einem sozialen Feld zu orientieren. Durch die Teilnahme an der Lebenspraxis anderer Menschen weiten sie ihre Lebenswelt aus und schaffen sich neue Handlungs- und Erfahrungsmöglichkeiten. Dabei überlagern sich Rezeptivität und Aktivität; die vorgegebene soziale bzw. rituelle Welt verschränkt sich mit der Individualität derer, die sich auf sie mimetisch beziehen. Die Menschen schaffen die

---

[32] Gebauer, G. / Wulf, Ch. (1998).

früher erfahrene Situation bzw. die Welt außerhalb ihrer noch einmal und machen sie in der Verdopplung zu ihrer eigenen. Erst in der Auseinandersetzung mit der früheren, häufig rituellen Situation bzw. der äußeren Welt gewinnen sie ihre Individualität. Erst in diesem Prozess formt sich der nicht festgestellte Antriebsüberschuss der Menschen zu individuellen Wünschen und Bedürfnissen. Die rituelle Auseinandersetzung mit dem Außen und die Selbstbildung entstehen in demselben System. Äußere und innere Welt gleichen sich kontinuierlich an und werden nur in der Wechselbeziehung erfahrbar. Ähnlichkeiten und Korrespondenzen zwischen Innerem und Äußerem entstehen. Die Menschen machen sich der Außenwelt ähnlich und ändern sich in diesem Prozess; in dieser Transformation wandeln sich ihre Wahrnehmung des Äußeren und ihre Selbstwahrnehmung. Dabei spielen Rituale und Gesten eine wichtige Rolle.

Der Erwerb praktischen Wissens in mimetischen Prozessen muss nicht auf Ähnlichkeit beruhen.[33] Wird in einer Bezugnahme auf eine vorgängige Welt sozialer Handlungen bzw. ritueller Aufführungen mimetisches Wissen erworben, lässt sich erst in einem Vergleich der beiden Welten bestimmen, welches der Gesichtspunkt der mimetischen Bezugnahme ist. Ähnlichkeit ist ein allerdings häufiger Anlass für den mimetischen Impuls. Doch auch die Herstellung eines magischen Kontakts kann zum Ausgangspunkt der mimetischen Handlung werden. Selbst für die Abgrenzung des Handelns von vorhandenen sozialen Praxen ist eine mimetische Bezugnahme erforderlich. Sie erst erzeugt die Möglichkeit von Akzeptanz, Differenz oder Ablehnung vorgängiger sozialer Handlungen.[34]

---

33 Wulf, Ch. (2006).

34 Gebauer, G. / Wulf, Ch. (1992); Gebauer, G. / Wulf, Ch. (1993); Gebauer, G. / Wulf, Ch. (1998); Wulf, Ch. (2005).

In mimetischen Lernprozessen werden vorgängige soziale Handlungen noch einmal gemacht. Sie werden inszeniert, aufgeführt und dadurch performativ.[35] Dabei wird die Bezugnahme nicht vom theoretischen Denken, sondern mit Hilfe der Sinne *aisthetisch* hergestellt. Verglichen mit der ersten sozialen Handlung entfernt sich die zweite Handlung von dieser insofern, als sie sich mit ihr nicht direkt auseinandersetzt, sie nicht verändert, sondern sie noch einmal macht. Dabei hat die mimetische Handlung einen zeigenden und darstellenden Charakter; ihre Aufführung erzeugt wiederum eigene ästhetische Qualitäten. Mimetische Prozesse beziehen sich auf von Menschen bereits gemachte soziale Welten, die entweder wirklich gegeben oder imaginär sind.

Der dynamische Charakter sozialer Handlungen hängt damit zusammen, dass das für ihre Inszenierung erforderliche Wissen ein praktisches Wissen ist. Als solches unterliegt es in geringerem Maße als analytisches Wissen rationaler Kontrolle. Praktisches Wissen ist zunächst kein reflexives, seiner selbst bewusstes Wissen. Dazu kann es erst im Zusammenhang mit Konflikten und Krisen werden, in denen die aus ihm entstehenden Handlungen einer Begründung bedürfen. Wird eine soziale bzw. rituelle Praxis nicht in Frage gestellt, bleibt das praktische Wissen gleichsam halbbewusst. Wie das Habitus-Wissen umfasst es Bilder, Schemata, Handlungsformen, die für die szenische körperliche Aufführung sozialer bzw. ritueller Handlungen verwendet werden, ohne dass sie auf ihre Angemessenheit hin reflektiert werden. Sie werden einfach gewusst und für die Inszenierung der Praxis herangezogen.

Zum praktischen Wissen gehören auch die Körperbewegungen, mit deren Hilfe Szenen sozialen bzw. rituellen Handelns arrangiert werden. Mittels der Disziplinierung und Kontrolle von Körperbewegungen entsteht ein diszipliniertes und kontrolliertes praktisches Wissen, das – im Körper-

[35] Wulf, Ch. / Göhlich, M. / Zirfas, J. (2001); Wulf, Ch. / Zirfas, J. (2007).

gedächtnis aufbewahrt – die Inszenierung entsprechender Formen symbolisch-szenischen Handelns ermöglicht. Dieses praktische Wissen ist auf die in einer Kultur herausgebildeten Handlungs- und Aufführungsformen bezogen und daher ein ausgeprägtes, in seinen historisch-kulturellen Möglichkeiten jedoch auch begrenztes Wissen.

In mimetischen Prozessen vollzieht sich eine nachahmende Veränderung und Gestaltung vorausgehender Welten. Hierin liegt das innovative Moment mimetischer Akte. Mimetisch sind soziale bzw. rituelle Praxen, wenn sie auf andere ähnliche Handlungen Bezug nehmen und selbst als soziale Arrangements begriffen werden können, die sowohl eigenständige soziale bzw. rituelle Praxen darstellen als auch einen Bezug zu anderen Handlungen haben. Soziale Handlungen werden durch die Entstehung praktischen Wissens im Verlauf mimetischer Prozesse möglich. Das für soziale Handlungen relevante praktische Wissen ist körperlich und ludisch sowie zugleich historisch und kulturell. Es bildet sich in *face-to-face-Situationen* und ist semantisch nicht eindeutig. Es hat imaginäre Komponenten, lässt sich nicht auf Intentionalität reduzieren, enthält einen Bedeutungsüberschuss und zeigt sich in den sozialen bzw. rituellen Inszenierungen und Aufführungen von Religion, Politik und alltäglichem Leben.

Ausblick

Rituale und Gesten sind für die Bildung von Gemeinschaften und Gesellschaften konstitutiv. Ihr mimetischer und performativer Charakter macht sie zu einem zentralen Element der Anthropologie.[36] Mit der Ausdifferenzierung der Gesellschaft nimmt ihre Bedeutung nicht ab. Lediglich die großen, die ganze Gesellschaft strukturierenden Rituale verlieren gegen-

36 Wulf, Ch. (2009); Wulf, Ch. (2010); Wulf, Ch. (2013).

wärtig an Bedeutung. Damit sich die zahlreichen gesellschaftlichen Gemeinschaften und Gruppierung voneinander unterscheiden und dennoch kooperieren können, benötigen sie Rituale, die nun jedoch weniger für die ganze Gesellschaft als vielmehr lediglich für einzelne Gemeinschaften und Gruppierungen Geltung beanspruchen.

Literatur

Alkemeyer, Thomas / Brümmer, Kristina / Kodalle, Rea / Pille, Thomas (Hg.) (2009): Ordnung als Bewegung. Choreographien des Sozialen. Bielefeld: transcript.

Alkemeyer, Thomas / Kalthoff, Herbert / Rieger-Ladich, Markus (Hg.) (2015): Bildungspraxis. Körper – Räume – Artefakte. Weilerswist: Velbrück.

Austin, John L. (1985): Zur Theorie der Sprechakte. Stuttgart: Reclam.

Birdwhistell, Ray L. (1970): Kinesics and Context. Essays on Body Motion Communication. Philadelphia: University of Pennsylvania Press.

Bremmer, Jan / Roodenburg, Herman (Hg.) (1992): A Cultural History of Gesture. Ithaca / London: Cornell University Press.

Butler, Judith (1998): Hass spricht. Zur Politik des Performativen. Berlin: Berlin-Verlag.

Calbris, Geneviève (1990): The Semiotics of French Gestures. Bloomington / Indianapolis: Indiana University Press.

Darwin, Charles (1979): The Expression of the Emotions in Man and Animals. London: Julian Friedman (dt. Der Ausdruck der Gemütsbewegungen bei dem Menschen und den Tieren. Düsseldorf 1964: Rau).

Gebauer, Gunter / Wulf, Christoph (1992): Mimesis. Kultur – Kunst – Gesellschaft. Reinbek: Rowohlt.

Gebauer, Gunter / Wulf, Christoph (Hg.) (1993): Praxis und Ästhetik. Frankfurt / M.: Suhrkamp.

Gebauer, Gunter / Wulf, Christoph (1998): Spiel – Ritual – Geste. Mimetisches Handeln in der sozialen Welt. Reinbek: Rowohlt.

Gehm, Sabine / Husemann, Pirkke / von Wilcke, Katharina (Hg.) (2007): Wissen in Bewegung. Perspektiven der künstlerischen und wissenschaftlichen Forschung im Tanz. Bielefeld: transcript.

Goffman, Erving (1980): Rahmen-Analyse. Ein Versuch über die Organisation von Alltagserfahrungen. Frankfurt / M.: Suhrkamp.

Grimes, Ronald L. (1995): Beginnings in Ritual Studies. Columbia: University of South Carolina Press.

Hall, Edward Twitchell (1982): The Hidden Dimension. Garden City: Doubleday.

Hirschauer, Stefan (2001): Ethnografisches Schreiben und die Schweigsamkeit des Sozialen. Zu einer Methodologie der Beschreibung. In: Zeitschrift für Soziologie 30, 429–451.

Kendon, Adam (2004): Gesture: Visible Action as Utterance. Cambridge: Cambridge University Press.
Kraus, Anja / Budde, Jürgen / Hietzge, Maud / Wulf, Christoph (Hg.) (2017): Handbuch Schweigendes Wissen. Weinheim / Basel: Beltz.
McNeill, David (1992): Hand and Mind. What Gestures Reveal about Thought. Chicago: Chicago University Press.
McNeill, David (2005): Gesture and Thought. Chicago: Chicago University Press.
Michaels, Axel (Hg.) (2007): Die neue Kraft der Rituale. Heidelberg: Universitätsverlag Winter.
Morris, Desmond (1995): Bodytalk: Körpersprache, Gesten und Gebärden. München: Heyne.
Morris, Desmond / Collett, Peter / Marsh, Peter / O'Shaughnessy, Marie (1979): Gestures. Their Origins and Distribution. London: Jonathan Cape.
Müller, Cornelia (2008): Metaphors Dead and Alive. Sleeping and Waking. A Dynamic View. Chicago: Chicago University Press.
Ryle, Gilbert (1990): Knowing how and knowing that. In: Ders.: Collected papers. Volume 2. Bristol: Thoemmes, 212–225.
Turner, Victor (1989): Das Ritual. Struktur und Anti-Struktur. Frankfurt / M.: Campus.
Van Gennep, Arnold (1999): Übergangsriten. Frankfurt / M.: Campus.
Wulf, Christoph (2001): Anthropologie der Erziehung. Weinheim / Basel: Beltz.
Wulf, Christoph (2005): Zur Genese des Sozialen. Mimesis, Performativität, Ritual. Bielefeld: transcript.
Wulf, Christoph (2006): Praxis. In: J. Kreinath / J. Snoek / M. Stausberg (Hg.), Theorizing Rituals: Issues, Topics, Approaches, Concepts. Leiden: Brill, 395–411.
Wulf, Christoph (2009): Anthropologie. Geschichte, Kultur, Philosophie. 2. erweiterte Aufl. Köln: Anaconda.
Wulf, Christoph (Hg.) (2010): Der Mensch und seine Kultur. Köln: Anaconda.
Wulf, Christoph (2013): Anthropology. A Continental Perspective. Chicago: Chicago University Press.
Wulf, Christoph / Althans, Birgit / Audehm, Kathrin / Bausch, Constanze / Göhlich, Michael / Sting, Stephan / Tervooren, Anja / Wagner-Willi, Monika / Zirfas, Jörg (2001): Das Soziale als Ritual. Zur performativen Bildung von Gemeinschaft. Opladen: Leske und Budrich.
Wulf, Christoph / Althans, Birgit / Audehm, Kathrin / Bausch, Constanze / Göhlich, Michael / Mattig, Ruprecht / Tervooren, Anja / Wagner-Willi, Monika / Zirfas, Jörg (2004): Bildung im Ritual. Schule, Familie, Jugend, Medien. Wiesbaden: Springer VS.
Wulf, Christoph / Althans, Birgit / Blaschke, Gerald / Ferrin, Nino / Göhlich, Michael / Jörissen, Benjamin / Mattig, Ruprecht / Nentwig-Gesemann,

Iris / Schinkel, Sebastian / Tervooren, Anja / Wagner-Willi, Monika / Zirfas, Jörg (2007): Lernkulturen im Umbruch. Wiesbaden: Springer VS.

Wulf, Christoph / Althans, Birgit / Audehm, Kathrin / Blaschke, Gerald / Ferrin, Nino / Kellermann, Ingrid / Mattig, Ruprecht / Schinkel, Sebastian (2011): Die Geste in Erziehung, Bildung und Sozialisation. Ethnographische Untersuchungen. Wiesbaden: Springer VS.

Wulf, Christoph / Fischer-Lichte, Erika (2010): Gesten. Inszenierung, Aufführung, Praxis. München: Wilhelm Fink.

Wulf, Christoph / Göhlich, Michael / Zirfas, Jörg (Hg.) (2001): Grundlagen des Performativen. Eine Einführung in die Zusammenhänge von Sprache, Macht und Handeln. Weinheim / München: Juventa.

Wulf, Christoph / Zirfas, Jörg (Hg.) (2004): Die Kultur des Rituals. Inszenierungen, Praktiken, Symbole. München: Juventa.

Wulf, Christoph / Zirfas, Jörg (Hg.) (2007): Pädagogik des Performativen. Weinheim: Beltz.

Autorenverzeichnis

Eva Bänninger-Huber, Univ.-Prof. i. R. Dr., geb. 1952. Psychologiestudium, Forschungsassistentin, Doktorat und Habilitation an der Universität Zürich. Leiterin verschiedener Nationalfondsprojekte im Bereich der Klinischen Emotions- und Interaktionsforschung, Ausbildung zur Psychotherapeutin FSP und Tätigkeit in eigener Praxis, Professur für Klinische Psychologie an der Universität Innsbruck (1998–2018), Leiterin des Instituts für Psychologie (2001–2003), Vizerektorin für Lehre und Studierende an der Universität Innsbruck (2003–2006), Präsidentin des European Chapter der Society for Psychotherapy Research (2000–2005), Präsidentin der Österreichischen Gesellschaft für Psychologie (2004–2008).

Michael B. Buchholz, Dipl.-Psych., Sozialwissenschaftler, seit 2010 Prof. für Sozialpsychologie an der International Psychoanalytic University (IPU), Berlin. Voll ausgebildeter Psychoanalytiker und Lehranalytiker der DGPT und DPG, Veröffentlichungen zu psychoanalytischer Theorie und Praxis, Metaphernanalyse, Konversationsanalyse, Sprache; angewandt in der Erforschung therapeutischer Dialoge, Gruppengesprächsformate von Sexualstraftätern, Vergleich von Gesprächsformen verschiedener therapeutischer Richtungen, politische Stellungnahmen zur Medizinalisierung der Psychotherapie durch die Politik.

Giovanni Maio, Prof. Dr., geb. 1964. Abgeschlossene Studien der Philosophie und der Medizin; Habilitation für Ethik in der Medizin, Inhaber des Lehrstuhls für Medizinethik und Direktor des Instituts für Ethik und Geschichte der Medizin der Albert-Ludwigs-Universität Freiburg.

Käte Meyer-Drawe, Prof. i. R. Dr., geb. 1949, pensionierte Hochschullehrerin am Institut für Erziehungswissenschaft der

Ruhr-Universität Bochum, Ordentliches Mitglied der Nordrhein-Westfälischen Akademie der Wissenschaften und der Künste.

Bernhard Schmalenbach, Prof. Dr., geb. 1962. Professur für Heilpädagogik und Sozialtherapie an der Alanus-Hochschule für Kunst und Gesellschaft, Alfter.

Charlotte Uzarewicz, Prof. Dr., geb. 1956. Krankenschwester, Ethnologin M.A., Soziologin Dr. disc. pol., Professorin für Pflegewissenschaft an der Katholischen Stiftungshochschule München, Honorarprofessorin für Kultur und Ästhetik an der Philosophisch-Theologischen Hochschule Vallendar. Schwerpunkte: Leibphänomenologie und Pflege, transkulturelle Pflege, Neue Ästhetik, Raumgestaltung im Gesundheitswesen.

Christoph Wulf, Dr. phil., geb. 1944. Professor für Anthropologie und Erziehung, Mitglied des Interdisziplinären Zentrums für Historische Anthropologie, des Graduiertenkollegs „Körper-Inszenierungen“ (1997–2006), des Sonderforschungsbereichs „Kulturen des Performativen“ (1999–2010), des Cluster of Excellence „Languages of Emotion“ (2007–2014; Principal Investigator) und des Graduiertenkollegs „InterArts Studies“ (2006–2015) an der Freien Universität Berlin. Seine Bücher wurden in zwanzig Sprachen übersetzt. Er ist Vizepräsident der Deutschen UNESCO-Kommission.

Holger Zaborowski, Prof. Dr. Dr., geb. 1974. Studium der Philosophie, Theologie und klassischen Philologie in Freiburg, Basel und Cambridge; Promotionen in Oxford 2002 (D. Phil.) und Siegen 2010 (Dr. phil.); 2005–2011 Professor für Philosophie an der Catholic University of America in Washington, D.C., USA; 2012–2020 Inhaber des Lehrstuhls für Geschichte der Philosophie und philosophische Ethik an der Philosophisch-Theologischen Hochschule Vallendar; 2017–2020 Rektor der Hochschule, seit 2020 Professor für Philosophie an der Kath.-Theol. Fakultät der Universität Erfurt.